KB068532

성형외과·피부과·비뇨의학과
# 트렌드

연세H의원 황종호 원장이 전하는

# 성형외과·피부과 트렌드

〰️ 황종호 지음 〰️

Plastic surgery
Dermatology Trend

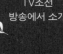
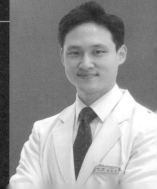
바른북스

'아름답고, 젊고, 건강한 삶을 통해
인류의 행복에 기여'

　100세 시대에 건강하고, 젊어 보이고, 아름다움을 유지하는 것은 행복한 삶에 꼭 필요하다고 할 수 있습니다. 피부과, 성형외과를 통해 외적인 젊음과 아름다움을 얻을 수 있고, 비뇨의학과를 통해 내적인 건강과 젊음을 얻을 수 있습니다.

　작은 병원을 운영하면서 고객들에게 항상 내 가족을 치료하는 마음으로 성실히 진료하였고, 아름다움, 젊음, 건강을 드리려고 노력하였습니다.

　이 책은 황종호 원장이 여러 언론과 방송에서 소개한 피부과, 성형외과, 비뇨의학과적인 내용과 더불어 병원을 운영하며 터득한 여러 핵심 노하우와 치료기법을 담은 책입니다. 또 진료과정에서 환자들이 질문하며 궁금해한 내용을 최신 치료 트렌드와 함께 기록하였습니다.

　독자는 이 책을 통해 최신 유행하는 치료법을 알 수 있고, 본인에게 필요한 치료법을 적용할 수 있습니다.

2018년 첫 번째 저서인 《아름답고, 젊고, 건강하게》를 발행한 이후, 두 번째 《성형외과·피부과·비뇨의학과 트렌드》는 보다 전문적인 내용을 이미지 삽화와 병원에서 직접 사용하는 시술 매뉴얼을 첨부하여 매우 쉽고 자세하게 소개하였습니다.

항상 병원을 운영하며 병원 가족들의 행복, 병원에 내원하여 치료받는 환자들의 건강과 행복을 최고의 가치로 생각하고 있습니다. 지역사회를 넘어 보다 넓은 곳의 고객과 환자들에게 행복을 주고자 하며, 이 책을 읽는 모든 이가 아름답고, 젊고, 건강한 삶을 통해 행복했으면 합니다.

(이정은, 김석중, 윤희순, 정재희, 김정현, 박유리, 박주현, 김지수, 최미선, 김미영, 장용순, 박정민, 심수현, 김건희 선생님들께 감사드립니다)

# COTENTS

*Prologue*

# PART 1 성형외과

## CHAPTER 1.

### 피부에 만져지는 덩어리: 양성종양 – 비슷해 보이지만 전문병원에서 정확한 감별 필요

# PART 2 피부과

# PART 3 비뇨의학과

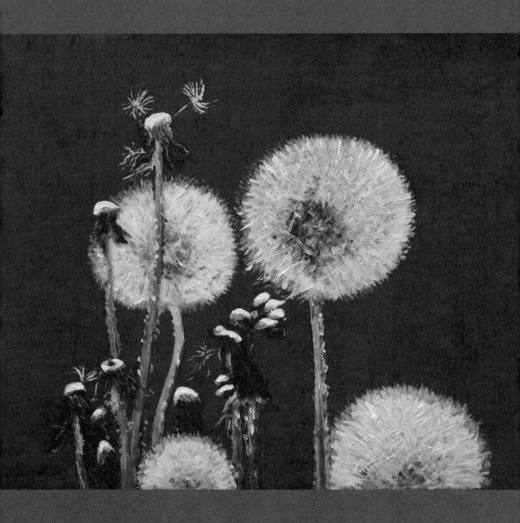

이호직 作

# PART 1
# 성형외과

# 피부에 만져지는 덩어리:
# 양성종양 – 비슷해 보이지만
# 전문병원에서
# 정확한 감별 필요

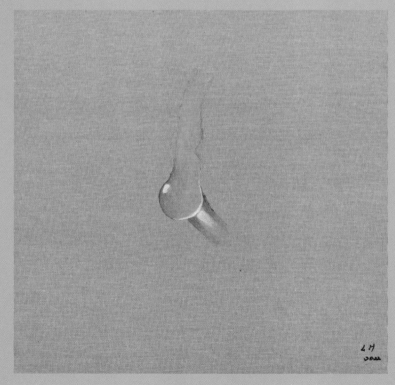

| 이호직 作

# 표피낭종
# – 악취 나는 피지가 특징

표피낭종(Epidermal Cyst)은 피부의 표피성분으로 둘러싸여 있는 물혹으로서 내부에 각질이 함유되어 있다. 진피 또는 피하지방층에 발생하며 서서히 병변이 커진다. 모양은 피부 위로 융기된 반구형 돌출물 양상을 보이며 1~5cm 크기가 되면 성장이 끝난다. 촉진 시 말랑말랑하며 하부조직으로부터 가동성 있게 움직인다. 낭종 중심부에는 면포와 같은 개구부가 있을 수 있고, 낭종을 짜거나 절개하면 악취가 나는 치즈 모양의 피지 같은 지방질과 연화된 각질이 배출된다. 표면에 가까운 낭종은 황색 또는 흰색이다. 보통은 단발 또는 수가 적으나 드물게 다발성일 수도 있다.

낭종의 벽이 얇아서 심하게 만지면 낭종이 터지는 경우가 많고, 터지게 되면 통증이 있는 염증성 덩어리로 나타난다. 이차 감염이 생기면 병변은 붉은색 염증 소견을 띠게 된다. 대부분 무증상이

나, 이차 감염 시 통증이 생길 수 있다. 얼굴, 몸통, 팔, 다리 등 어디에든 생길 수 있으나 귀 뒤 접히는 부위처럼 손이 많이 가는 부위에 생기는 경향이 있다.

표피낭종이 생기는 원인은 진피 내에 표면 표피세포 증식의 결과로 생긴다. 모낭의 막힘, 상처 후에 표피세포가 진피로 이식, 태생기 융합 면을 따라 표피세포의 포착으로 생긴다고 알려져 있다.

표피낭종은 단단한 원형의 진피 내 종양으로 주로 성인에게 자주 생기고, 어린이에게는 드물다. 외상에 의한 상처가 원인일 경우는 엉덩이, 손, 발에 주로 생긴다. 드물게 낭종벽에서 악성도가 낮고 전이하지 않는 편평세포암이 발생할 수 있다.

가장 확실한 치료법은 성형외과 병원에서 수술적으로 절개하여 손가락으로 압력을 가한 후 끄집어내거나 수술용 가위로 제거하는 것이다. 병변이 심하지 않을 때는 병변 내 트리암시놀론 주사요법으로 치료할 수 있고, 이차 감염이 있을 때는 절개하여 배농 후 항생제를 복용하여야 한다. 때에 따라 부분적인 절개 후 각화물질을 적출하고 강산으로 낭종벽을 파괴할 수도 있다. 어떤 치료를 하더라도 표피낭종은 재발할 수 있다는 점을 명심해야 한다.


표피낭종은 비슷하게 생긴 지방종, 다발성 피지낭종 등과 구별이 어려울 수 있다. 따라서 전문병원에 내원하여 정확한 감별을 한 후 진단에 따른 올바른 치료가 필요하다.

# 지방종 – 피부 아래 움직이는
# 말랑말랑한 덩어리

지방종(Lipoma)의 경우 다양한 크기로 인체 어느 부위에서나 생길 수 있다. 지방종은 특별히 원인 없이 생기지만 유전적 경향이 있다. 대체로 통증 없이 말랑말랑하고 움직이는 단발성 종괴의 양상으로 나타난다. 표피낭종과 달리 개구부가 없고, 눌러도 피지 같은 것이 나오지 않는다. 튀어나온 병변이 생활에 불편하고, 크기가 커진다면 수술적 치료가 필요하다. 평균 1~3cm 정도 크기로 생기며 팔, 다리, 몸통 등 우리 몸 어디에서든 생길 수 있다. 대체로 손으로 촉진을 통해 진단할 수 있지만, 크기가 크거나 깊은 속에 있으면 지방육종 같은 악성 병변과 감별하기 위해 초음파 검사와 CT, MRI 검사가 필요하다. 지방종이 의심되면 우선 초음파 검사를 통해 신경과 혈관처럼 주변에 중요한 장기가 없는지를 확인한 다음 수술적인 치료를 하게 된다.

수술적 치료는 국소마취를 통해 간단하게 진행할 수 있다. 수술은 지방종의 크기에 따라 피부 절개를 하게 되는데 대체로 아주 작은 절개창을 내어 피부 흉터가 최소가 되도록 성형외과적 테크닉을 사용하여 진행된다. 지방종을 수술적으로 제거해 보면, 노란색 지방 덩어리를 관찰할 수 있다. 지방종은 수술하지 않아도 대체로 문제가 없는 경우가 많지만, 일부 거대 지방종 같은 경우 10cm 이상 점점 크기가 커져 통증을 유발하고 주변 조직을 누르거나 압박해서 출혈이나 염증, 궤양을 일으킬 수 있다. 또 지방육종 같은 악성 병변과 감별하기 위해 지방종이 의심되면 전문병원을 찾아서 검사받고 수술하는 것이 바람직하다.

# 피지낭종 - 피부에 만져지는
## 작은 구슬 알갱이

피지낭종은 피부표면에서 동글동글하게 아주 작은 구슬처럼 만져지는 특징이 있다. 어느 부위든 생길 수 있지만 주로 팔다리, 음낭, 두피 쪽에 생기는 경우가 많다. 평균 5mm 정도의 작은 여러 개의 다발성 낭종으로 생긴다. 피지낭종의 진단은 촉진과 시진 및 초음파 검사를 통해 할 수 있다. 종양이 5mm 이상으로 크면 수술로 제거하고, 1mm 미만으로 작으면 바늘과 압출기를 이용하여 압출하거나 레이저, 전기소작기를 통해 간단하게 제거할 수 있다. 염증이 있는 피지낭종의 경우 항생제를 복용하여 염증이 좋아진 후에 치료하게 된다. 수술 시 노란색 기름기가 있는 삼출물이 나온다.

종양의 크기가 작으므로 수술적인 치료를 해도 흉터가 거의 남지 않고, 수술 후 회복 기간도 표피낭종이나 지방종에 비교해 짧다.

## 외과에서 단순히 지방종 제거?
## 흉터 '최소화' 성형외과적 지방종 수술!

- 성형외과에서 수술을 해야 하는 이유 – 흉터 걱정 제로 프로그램
- 미세성형수술기, 미세봉합실, 미세봉합바늘, 초음파기기 사용
- 최소절개, 흉터 최소화 테크닉을 이용한 수술
- 다양한 레이저를 이용한 수술 후 흉터 케어 프로그램

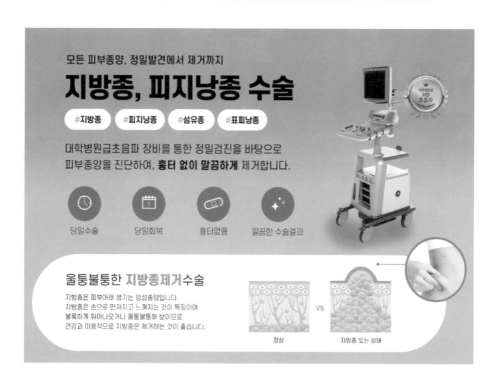

모든 피부종양, 정밀발견에서 제거까지

# 지방종, 피지낭종 수술

#지방종   #피지낭종   #섬유종   #표피낭종

대학병원급초음파 장비를 통한 정밀검진을 바탕으로
피부종양을 진단하여, **흉터 없이 말끔하게** 제거합니다.

당일수술   당일회복   흉터없음   깔끔한 수술결과

## 울퉁불퉁한 지방종제거수술

지방종은 피부아래 생기는 양성종양입니다.
지방종은 손으로 만져지고 느껴지는 것이 특징이며
볼록하게 튀어나오거나 울퉁불퉁해 보이므로
건강과 미용적으로 지방종은 제거하는 것이 좋습니다.

VS

정상          지방종 있는 상태

## CHAPTER 2

# 눈 수술의 모든 것

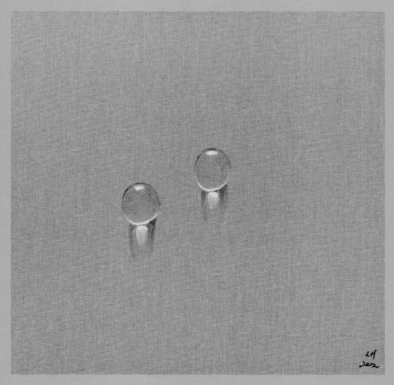

| 이호직 作

# 노화로 눈꺼풀이 처질 때
## - 상안검 수술

노화는 누구에게나 찾아온다. 세월의 흔적으로 가장 먼저 생기는 노화는 눈 주변의 변화이다. 일반적으로 40대부터 눈가나 눈밑에 잔주름이 생길 수 있다. 눈꺼풀이 처지고 탄력이 떨어지게 되면 눈 주변 주름뿐만 아니라 눈꺼풀 피부가 아래로 처지게 된다.

눈꺼풀이 처지면서 눈썹이 안구를 찔러 시력이 저하되고 눈을 크게 뜨려다 보니 이마로 눈썹을 올리게 되어 이마에 주름이 생기는 등 불편함이 생긴다. 또한, 눈꺼풀이 검은 눈동자를 가려 시야를 좁게 만들어 시야 확보를 방해하여 기능적인 영향을 주게 된다. 또 눈꺼풀 처짐이 오랜 기간 지속되면 눈꼬리 피부가 겹쳐져 짓무름 현상이 생길 수 있다. 이처럼 눈꺼풀 처짐으로 불편한 증상이 생기면 성형외과에서 상안검 수술을 고려해야 한다.

상안검 수술이란 눈꺼풀의 처진 피부를 제거하면서 눈 뜨는 근육을 당겨주어 처진 눈꺼풀의 근본적인 원인을 해결하는 수술이다. 상안검 수술은 단순하게 처진 눈꺼풀만 제거하는 것이 아니라 개인마다 다른 눈 상태를 고려하여 증상에 맞는 수술을 받는 것이 중요하다. 각 개인의 눈 상태에 따라 지방과 근육, 피하조직의 제거 범위를 결정하여 처진 눈을 올리는 방법으로 수술이 진행된다.

눈꺼풀 처짐을 개선하는 상안검 주름성형은 절제 부위별로 위 눈꺼풀절제와 눈썹하절제로 나누어진다. 위 눈꺼풀절제가 가장 보편적인 눈 처짐 수술방법으로, 눈꺼풀의 늘어진 피부를 제거하면서 새로운 쌍꺼풀을 만드는 수술이다. 눈썹하절제술은 눈꺼풀의 피부가 두꺼운 중, 장년층의 경우 무리한 쌍꺼풀 수술로 자연스럽지 못한 결과를 만드는 경우가 많으므로 눈썹 아랫부분을 절개하여 처진 눈썹을 들어 올려 눈꺼풀을 좀 더 자연스럽게 개선한다. 눈썹과 속눈썹 사이의 거리가 먼 경우나, 피부가 두꺼운 중, 장년층, 눈썹 바깥쪽이 많이 처진 경우, 기존에 쌍꺼풀이 있는 경우가 적응증에 해당한다.

상안검 성형술은 무겁고 늘어진 눈두덩이 살을 제거하여 가볍고 슬림한 인상을 주게 되고, 쌍꺼풀 수술을 하지 않고도 처진 눈, 답답한 눈매를 개선하는 효과가 있다. 상안검 수술 후 회복 기간은 대략 1주일 정도이며 1주 시점에서 실밥을 제거하면 그 이후 일상생활을 할 수 있다. 수술 흉터는 3주 정도 지나면 개선되고,

대개 3~6개월 정도 지나면 대체로 거의 눈에 띄지 않게 된다.

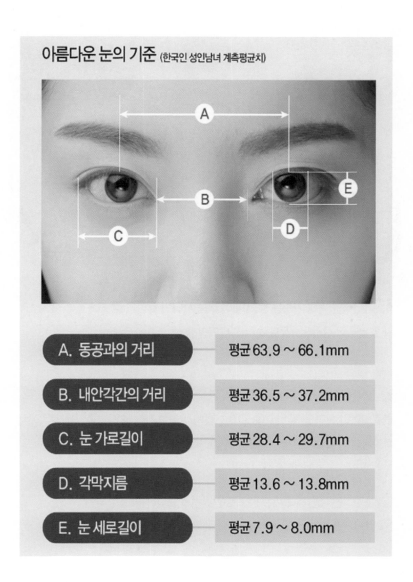

## 아름다운 눈의 기준 (한국인 성인남녀 계측평균치)

| | |
|---|---|
| A. 동공과의 거리 | 평균 63.9 ~ 66.1mm |
| B. 내안각간의 거리 | 평균 36.5 ~ 37.2mm |
| C. 눈 가로길이 | 평균 28.4 ~ 29.7mm |
| D. 각막지름 | 평균 13.6 ~ 13.8mm |
| E. 눈 세로길이 | 평균 7.9 ~ 8.0mm |

# 이상적인 눈의 비율

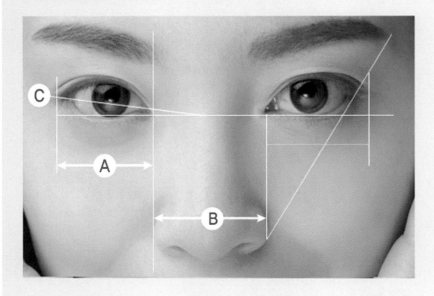

A. 이상적인 눈의 기준은 눈의 길이와 눈 사이의 길이가 같으며
약 30mm~34mm정도의 너비가 되어야 합니다.

B. 눈의 위치는 눈썹의 안쪽과 눈의 안쪽인 내안각에서 콧망울까지 수직으로
연결되어야 하며 눈의 바깥쪽 또한 눈썹의 바깥쪽과 눈의 바깥쪽인 외안각에서
콧망울까지 일직선으로 연결되어야 합니다.

C. 눈꼬리는 내안각에서 수평으로 연결된 선보다 위쪽으로 약간
올라가야 합니다.

# 상안검 성형술

나이가 들면서 눈꺼풀 피부가 처지게 되면 시야를 가리고 피곤해 보이는 인상이 만들어집니다.
또한 노화가 진행되면서 눈 뜨는 근육이 약해지는 경우가 많은데 이 때 눈 뜨기가 힘들어집니다.
이런 경우에는 상안검수술을 통해 날렵하고 또렷한 눈매로 교정할 수 있습니다.

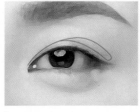
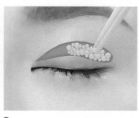
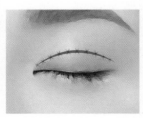

1 늘어진 피부를 알맞은 정도로 절개    2 약화된 근육 보강 및 늘어진 지방제거    3 깔끔하게 봉합

# 상안검 성형술 장점

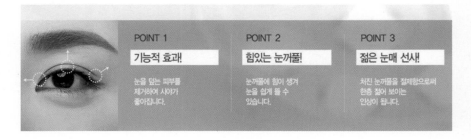

**POINT 1**

**기능적 효과!**

눈을 덮는 피부를
제거하여 시야가
좋아집니다.

**POINT 2**

**힘있는 눈꺼풀!**

눈꺼풀에 힘이 생겨
눈을 쉽게 뜰 수
있습니다.

**POINT 3**

**젊은 눈매 선사!**

처진 눈꺼풀을 절제함으로써
한층 젊어 보이는
인상이 됩니다.

# 개개인에게 맞는 쌍꺼풀 수술 – 절제법, 부분 절제법, 매몰법

성형외과에서 하는 쌍꺼풀 수술에는 여러 가지 종류가 있으나 눈꺼풀의 피부를 보존하느냐 없애느냐에 따라 매몰법과 절제법, 부분 절제법으로 분류할 수 있다. 눈꺼풀의 피부가 늘어져 있거나 근육이나 지방의 제거가 필요한 경우, 또는 안검하수의 교정이 필요한 경우에는 쌍꺼풀을 만들고자 하는 라인에 피부를 제거하는 절제법이 바람직하다. 절제법은 매몰법보다 선명한 쌍꺼풀을 만들 수 있으며, 거의 모든 모양의 눈에 적용될 수 있다. 통상적으로 쌍꺼풀 수술 후 실밥은 약 5일 정도 후에 뽑고, 붓기 같은 경우는 개인에 따라 다르지만 1~3주일 안에 가라앉게 된다. 수술 부위가 자연스러워지려면 약 3~6개월 정도의 시간이 필요하다.

매몰법은 눈꺼풀에 2~6개의 작은 구멍을 내어 수술이 이루어진다. 절제법처럼 피부를 제거하지 않기 때문에 자국이 남을 확률이 적다는 것이 장점이다. 실밥을 뽑을 필요가 없고, 붓기 또한 절제법보다 빨리 빠진다. 하지만 피부와 근육이 두꺼운 경우에 간혹 쌍꺼풀이 풀리는 상황이 생길 수 있으며, 피부나 지방의 절제, 또는 안검하수의 교정이 필요한 경우에는 제약이 따른다. 자연스러운 쌍꺼풀의 모양을 갖는 데는 2~3개월 정도 필요하여 절제법보다 적은 시간이 걸린다.

부분 절제법은 기존의 절제법과 매몰법의 단점을 보완한 쌍꺼풀 수술방법이다. 피부를 2~3mm 정도 절개하고 매몰법처럼 쌍꺼풀을 만들면서 절개한 피부 아래 지방을 일부 제거하게 된다. 피부를 아주 작게 절개하기 때문에 절제법보다 흉에 대한 걱정을 줄일 수 있다. 매몰법보다 만들어진 쌍꺼풀이 풀릴 가능성이 적은 장점도 있다. 하지만 피부나 지방층이 두꺼운 경우나 상안검이 많이 처져서 늘어진 피부가 많으면 시행하기 어려울 수 있다.

# 절개 눈성형

피부와 지방, 근육을 일부 절제하고 피부와
상안검거근을 붙여서 꿰매주는 눈성형
방법입니다.

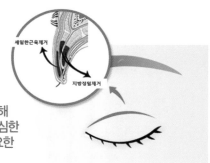

눈꺼풀에 지방이 많은 분들, 눈 뜨는 근육이 약해
근육 타이트닝이 필요한 분들 , 눈꺼풀 처짐이 심한
분들에게 적합합니다. 확실한 눈매교정이 필요한
분들에게 효과적입니다.

두툼한 눈꺼풀
효과적

눈 뜨는 근육
타이트닝

확실한
쌍꺼풀 라인

자연스러운
쌍꺼풀 라인

# 부분절개 눈성형

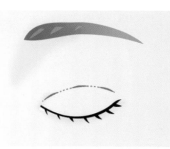

매몰법과 절개법의 중간 형태로 디자인된 쌍꺼풀
라인에 따라 절개선을 1~3군데 만들고 지방을 제거
한 후 눈꺼풀 피부와 상안검거근을 실봉합사로
연결하는 방법입니다. 1~2mm의 최소한의 절개를
통해 눈꺼풀의 불필요한 지방을 제거합니다.

상안검거근의 힘은 좋으나 지방이 많은 분들에게
유리합니다.

최소
절개

흉터
거의 없음

빠른
회복기간

자연스러운
쌍꺼풀 라인

# 매몰 눈성형

특수 봉합사를 이용하여 쌍거풀 라인이 될 부분에 5~6포인트를 지정한 후 한 포인트씩 끊지 않고 연속으로 매듭지어 준 후 마지막으로 눈꺼풀 안팎에서 전체를 다시 한번 이중으로 고정 시켜주는 눈성형 방법 입니다.

피부가 두껍지 않고 , 눈꺼풀에 지방이 많지 않으며 눈꺼풀 피부 처짐이 심하지 않은 분들에게 적합합니다.

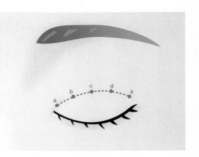

| 짧은<br>수술시간 | 빠른<br>회복기간 | 수술흔적<br>거의 없음 | 자연스러운<br>쌍꺼풀 라인 |

# 매직앞트임

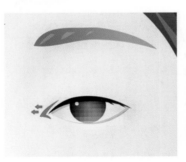

눈의 좌우폭을 넓게 만들어 시원한 눈매라인을 만드는 수술입니다. 눈매 앞쪽을 덮고 있는 몽고주름을 제거하거나, 눈꺼풀 일부를 절제해 답답해 보이는 눈을 또렷하고 시원하게 만들어 줍니다

눈 좌우폭이 좁은 분들, 눈 앞에 몽고주름이 자리잡고 있는 분들에게 적합합니다.

| 시원한<br>눈매완성 | 흉터없는<br>앞트임 | 왕눈이<br>수술효과 |

# 안검하수: 작게 떠지는 눈, 졸리고 피곤해 보이는 눈 - 눈매교정술

눈꺼풀이 눈동자를 정상보다 많이 가리며 눈을 뜨려 할 때 힘을 줘야 할 경우 안검하수라고 한다. 눈을 뜨는 근육의 힘이 약해 눈동자가 많이 가려져 인상이 피곤하고 졸려 보이게 된다. 안검하수가 지속되면 눈썹과 이마를 이용해 눈을 뜨기 때문에 이마에 주름이 심해질 수 있고, 시력 저하나 난시의 원인이 되기도 한다. 안검하수를 교정하고 쌍꺼풀 라인을 잡아주어 눈동자의 노출 양을 증가시켜 눈을 더 크고 선명하게 보이도록 만드는 수술이 눈매교정술이다. 눈매교정술은 눈꺼풀 위쪽의 근육을 당기고 강화하여 눈을 크게 뜰 수 있게 만들어 졸리고 답답해 보이는 눈을 또렷하게 교정시킨다. 만약 안검하수가 심하지 않다면 피부를 크게 절제하는 절제법을 하지 않고 비절제방법으로 눈 뜨는 근육을 단단하게 고정하는 비절제 눈매교정술을 시행해 볼 수 있다. 미세한 구멍을 통해 눈매교정술이 이루어져 수술 후 실밥 제거가 필요 없고, 피부를 절개하는 방식이 아니므로 붓기, 멍, 상처가 거의 없어 큰 부담 없이 수술받을 수 있다.

안검하수가 있어 졸린 눈을 가진 사람이 쌍꺼풀 수술만 받으면 오히려 눈이 더 작아 보이고, 쌍꺼풀이 쉽게 풀릴 수 있다. 따라서 쌍꺼풀 수술을 받을 때 안검하수 유무를 판단하여 필요시 눈매교정술을 동시에 받는 것이 좋다. 안검하수가 있는 경우 쌍꺼풀 수술과 눈매교정술을 동시에 해야 자연스러운 쌍꺼풀과 또렷한 눈매를 가질 수 있다.

### ❶ 눈매교정술 절개법

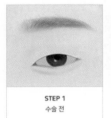

**STEP 1**
수술 전

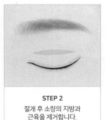

**STEP 2**
절개 후 소량의 지방과
근육을 제거합니다.

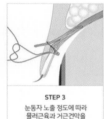

**STEP 3**
눈동자 노출 정도에 따라
뮬러근육과 거근건막을
당겨서 봉합합니다.

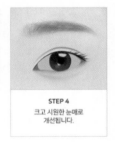

**STEP 4**
크고 시원한 눈매로
개선됩니다.

### ❷ 눈매교정술 비절개법

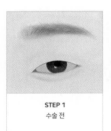

**STEP 1**
수술 전

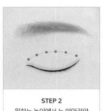

**STEP 2**
원하는 높이에서 눈 앞머리와
눈꺼풀 중앙에 미세한 구멍을
생성합니다.

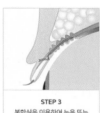

**STEP 3**
봉합실을 이용하여 눈을 뜨는
근육을 당깁니다.

**STEP 4**
자연스럽고 또렷한 눈매로
개선됩니다.

# 다크서클, 심술보 – 눈밑지방제거술, 눈밑지방재배치, 경결막눈밑지방수술

눈밑지방은 눈 아래 있는 지방으로서 누구나 가지고 있는 조직인데, 나이가 들면서 정상보다 불룩하게 앞으로 튀어나오게 된다. 아래 눈꺼풀의 바로 밑에 돌출되어 귀여운 인상을 주는 애굣살과 달리 애굣살 아래 반달 모양으로 두둑하게 돌출된 눈밑지방은 흔히 '눈밑 심술보'라고 불린다. 눈밑지방이 과도하게 튀어나오면 주름과 그늘을 만들기 때문에 피곤해 보이거나, 나이 들어 보이고, 심술 맞아 보이게 된다.

안구 주변에는 안구를 보호하기 위하여 밑으로는 3개, 위로는 2개의 지방주머니가 존재한다. 이 중 안구 밑에 존재하는 눈밑지방은 원래 안구를 받쳐주기 위하여 정상적으로 안구 밑에 존재하는 지방이다. 노화와 함께 눈 주변 피부가 얇아지고 탄력이 떨어지면서 점차 밖으로 돌출되게 된다. 또 노화와 상관없이 선천적으로 눈밑지방이 많거나, 갑상샘질환 등에 의해 안구가 돌출된 경우, 앞 광대의 발달이 유전적으로 약한 경우 본인의 타고난 성형외과적 안면 윤곽의 특성 때문에 눈밑지방이 돌출된다. 초기에는 컨디션에 따라 자연히 호전되기도 하지만 점차 호전과 악화를 반복하면서 고정적으로 돌출되게 된다. 눈밑지방이 교정되지 않으면 점차 돌출이 심해지면서, 눈물고랑과 눈밑 잔주름이 도드라지며 증상이 심해지기 때문에 빨리 치료받는 것이 좋다.

눈밑지방수술은 돌출된 눈밑지방을 처리하는 방식에 따라 2가지 수술 기법이 있다. 불룩한 눈밑지방을 단순히 제거해 내는 눈밑지방제거술이 있으며, 불룩한 눈밑지방을 이동시켜 피부가 꺼진 다크서클 부위에 채워주어 볼륨을 높이는 눈밑지방재배치(눈밑지방보존술)가 있다. 눈밑지방제거술은 튀어나온 지방이 저명하고 심할 때 주로 시행한다. 눈밑지방재배치는 돌출된 눈밑지방이 심하지 않고, 다크서클이 두드러질 때 시행한다. 불룩한 눈밑지방을 주변 조직으로 이동시켜 굴곡이 있는 눈 아래를 평평하게 만들어 준다.

눈밑지방수술은 절개창을 내는 위치에 따라 피부 절개식 눈밑지방수술과, 경결막눈밑지방수술로 나누어진다. 피부 절개식 눈밑지방수술은 성형외과에서 전통적으로 많이 시행하는 하안검 성형술로서 속눈썹 바로 밑의 피부를 절개하는 방식이다. 수술 시 불필요하게 늘어진 피부를 잘라내기 때문에 40대 이상에서 주로 시행되며 돌출된 눈밑지방 해결과 더불어 늘어난 눈밑피부와 잔주름을 치료하는 일거양득의 효과가 있다. 경결막눈밑지방수술의 경우 레이저로 결막에 작은 절개창을 내어 수술이 진행된다. 아래 눈꺼풀 안쪽 결막으로 수술이 진행돼 밖에서 보이는 절개선이 없으므로 수술 후 일상생활로의 복귀가 빠르고 흉터가 남지 않으며, 실밥 제거 같은 후처치가 필요 없고 출혈과 붓기가 적은 장점이 있다.

눈밑지방수술은 개개인에 따라 눈밑지방이 튀어나온 정도와 피부 처짐과 늘어진 정도를 고려하여 본인에게 맞는 수술법을 선택하는 것이 중요하다.

주로 30대 나이에서 눈밑지방이 돌출되어 다크서클이 있지만 눈밑주름과 처짐이 심하지 않을 경우, 레이저 경결막눈밑지방재배치를 받을 수 있다. 40대 중반 이후 중년층의 경우 눈밑지방뿐 아니라 피부 늘어짐과 잔주름이 많으면 피부 절개식 눈밑지방제거술이 필요하다. 눈밑지방재배치나 눈밑지방제거를 통하여 눈밑 볼록한 부분을 평평하게 만들어 화사하고 젊은 이미지를 연출할 수 있다. 눈밑에 늘어진 살이 많으면 불필요한 눈밑피부를 절제해야 하지만, 노화로 피부 탄력이 많이 떨어져 있거나, 지나치게 피부를 많이 절제할 경우 눈꺼풀이 밖으로 뒤집히는 안검외반이 생길 수 있으므로 경험 많고 능숙한 의료진에게 수술받는 것이 중요하다.

눈 수술을
어느 병원에서 해야 하나?

- 성형수술 하는 의사 중 '정말 수술 잘하는 의사'는 따로 있다!
- 경험 많고 실력 있는 의료진에게
- 여러 방송과 언론에서 자문하는 의료진에게
- 여러 신문사와 TV에서 실력을 인정한 곳에서
- 수술 결과와 입소문으로 전국에서 수많은 환자가 내원하는 병원에서

# 하안검 성형술

나이가 들면 아래 눈꺼풀 피부가 처지거나 눈밑 지방이 불룩하게 불거져 나오게 됩니다.
이러한 경우에는 속눈썹 아래쪽의 늘어진 피부를 제거하고 불룩하게 튀어나온 지방을 제거
하거나 재배치하는 하안검 성형술을 통해 교정할 수 있습니다.

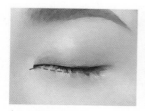

1 눈 아래 처진 피부를 절개

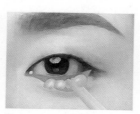

2 눈밑 볼록 튀어나온 지방을
제거하거나 재배치

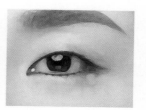

3 늘어진 근육은 골막을 고정하고
주름을 펴준 뒤 봉합

# 하안검 성형술 장점

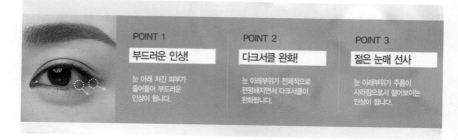

POINT 1
부드러운 인상!
눈 아래 처진 피부가
줄어들어 부드러운
인상이 됩니다.

POINT 2
다크서클 완화!
눈 아래부위가 전체적으로
편평해지면서 다크서클이
완화됩니다.

POINT 3
젊은 눈매 선사
눈 아래부위가 주름이
사라짐으로서 젊어보이는
인상이 됩니다.

## CHAPTER 3

# 멋지고 오똑한 코 성형,
# S라인 몸매교정

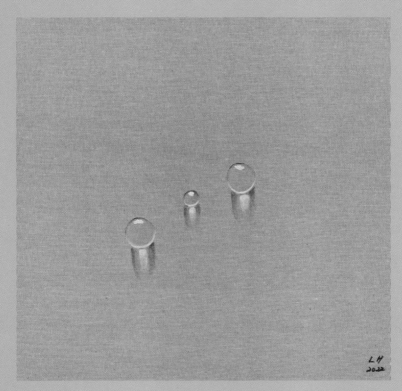

| 이호직 作

# 코 성형의 모든 것

## ∞ 비절개 코 성형 or 절개 코 성형

코 성형은 코 모양이 마음에 들지 않을 때 코 모양을 바꾸는 수술이다. 대체로 낮은 코, 넓은 코, 매부리코, 들창코, 주먹코, 화살코처럼 코에 콤플렉스가 있으면 성형을 하게 된다.

비절개 코 성형은 비수술적 방법으로 안전한 의료용 녹는 실을 코에 삽입하여 콧대를 올리고 라인을 개선하는 시술이다. 수술에 대한 두려움이 있고 비용에 부담감을 느끼는 분들에게 적합하고 평균 1년 이상 효과가 지속된다. 시술 후 코 모양이 마음에 들지 않거나, 외부충격으로 모양이 변형되어도 시간이 지나면 실이 녹아 없어져 원래 코로 돌아가는 가역성이 있으므로 부담 없이 한번 받아볼 수 있는 장점이 있다. 시술 시간은 약 5~10분 정도 소요되며, 시술 후 흉터나 붓기, 멍과 같은 부작용이 거의 없으므로 바로 일상생활에 복귀할 수 있다.

절개 코 성형은 절개하여 보형물을 삽입하는 수술이다. 콧구멍 안쪽에 미세 절개를 하여 실리콘이나 고어텍스, 연골을 삽입한다. 1~2시간 수술시간이 소요되고 붓기와 멍이 약간 들 수 있어 회복 기간이 필요하다. 수술 후 1주일 정도 지나 실밥을 제거하게 된다. 성형 효과가 영구히 지속되는 큰 장점이 있지만, 외부충격으로 모양이 변형되었을 경우 다시 수술을 통해 교정해야 하므로 수술 후 주의 깊은 관리가 필요하다.

비절개 코 성형과 절개 코 성형은 이처럼 상반된 장단점을 가지고 있으므로 각각의 특징을 정확히 알고 선택하는 것이 중요하다. 대체로 요즘 코 성형 트렌드는 처음에는 가역적인 비절개 코 성형시술을 통해 부담 없이 시술을 받아보고 나서, 이후 비가역적인 절개 코 성형수술을 하는 것이 추세이다.


## ∽ 콧볼 축소술

들창코처럼 콧볼이 너무 넓은 경우 둔한 인상을 준다. 콧볼의 폭이 넓은 경우, 코가 뭉뚝해 보이는 경우, 코끝이 퍼져 보이는 경우, 콧볼 모양의 양쪽 차이가 큰 경우, 콧볼이 넓어 상대적으로 코가 낮아 보이는 경우 간단한 수술로 세련된 코를 만들 수 있다. 콧볼 줄이기는 절개법과 비절개법이 있다. 절개법은 국소마취를 하고 코 안쪽 접히는 부위의 불필요한 살을 도려내고 봉합하여 벌어진 코를 줄이는 방법이다. 수술시간이 30분 정도 소요되고 영구적인 효과가 생긴다. 비절개법은 실을 이용하여 코가 모아지도록 당기고 매듭을 지어 콧볼을 줄여준다. 콧볼 축소술과 함께 코 기둥을 올리는 비절개 코 성형시술을 같이 하면 코가 한층 더 오뚝해져 날렵하고 갸름해 보이는 효과를 낼 수 있다.

**추천**
**코 성형**

- "비절개 코 성형시술 + 콧볼 축소술"
- 녹는 실로 코 기둥을 오뚝하게
- 콧볼 축소로 날렵하고 갸름하게
- 20분 이내 간단한 시술
- 비용, 부작용 부담 거의 없음
- 칼로 절개하는 흉터 걱정 제로
- 외부충격으로 모양이 변해도 걱정 없음 – 가역성
- 회복 기간이 거의 필요 없이 일상생활 바로 복귀

# 코의 황금비율

연세H의원에서는 얼굴 전체 비율에서 코의 황금비율을 감안하여 수술합니다.

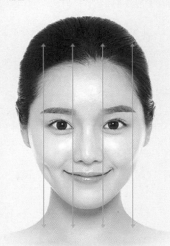

**1** 얼굴을 이마에서 미간, 미간에서 코밑, 코밑에서 턱끝까지 삼등분으로 나눴을때 정확히 중간지점에 있으면 가장 이상적인 위치입니다.

**2** 정면에서 봤을때는 좌, 우눈의 안쪽과 코의 바깥쪽이 수직선상에서 연결되어야 합니다.

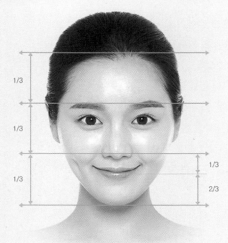

**3** 입술의 2/3를 넘지 않아야 합니다.

**4** 코끝이 약간 동그스름 하면서 콧날은 반듯하게 뻗어있어야 좋습니다.

# 이상적인 코각도

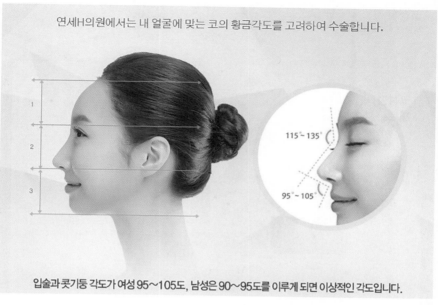

연세H의원에서는 내 얼굴에 맞는 코의 황금각도를 고려하여 수술합니다.

115°~ 135°

95°~ 105°

입술과 콧기둥 각도가 여성 95~105도, 남성은 90~95도를 이루게 되면 이상적인 각도입니다.

# 맞춤 코성형

코의 황금비율을 찾아드립니다

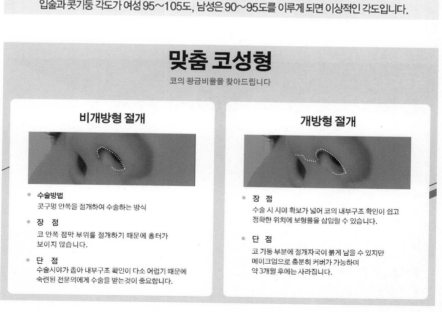

## 비개방형 절개

- **수술방법**
  콧구멍 안쪽을 절개하여 수술하는 방식

- **장 점**
  코 안쪽 점막 부위를 절개하기 때문에 흉터가 보이지 않습니다.

- **단 점**
  수술시야가 좁아 내부구조 확인이 다소 어렵기 때문에 숙련된 전문의에게 수술을 받는것이 중요합니다.

## 개방형 절개

- **장 점**
  수술 시 시야 확보가 넓어 코의 내부구조 확인이 쉽고 정확한 위치에 보형물을 삽입할 수 있습니다.

- **단 점**
  코 기둥 부분에 절개자국이 붉게 남을 수 있지만 메이크업으로 충분히 커버가 가능하며 약 3개월 후에는 사라집니다.

## 코성형

이런 분께 추천해요

 낮은코  넓은코   매부리코   들창코   복코   긴 화살코

## 코성형 재료

**실리콘**
코성형에서 가장 많이 이용되어 왔으며 수술 후 시간이 지나도
모양이 변하거나 흡수되지 않고, 환자의 코모양에 맞추어 자유롭게 만들 수 있습니다.

**고어텍스**
실리콘에 비해 부드러워 피부가 얇은 환자에게도 사용할 수 있고 수술 후
모양이 자연스러운 장점이 있습니다.

**고어실리**
실리콘 표면에 고어텍스를 덧댄 보형물로 실리콘과 고어텍스의 장점을 합친 재료입니다.

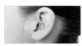
**자가귀연골**
가장 많이 사용되는 자가연골로 쉽게 채취할 수 있고 채취 후에도 전혀 표시가 나지 않습니다.
주로 코끝을 높이는 데 사용됩니다.

**비중격연골**
콧구멍 안쪽에서 채취하기 때문에 다른 신체부위에 별도 절개 자국이 남지 않고,
곧고 반듯한 재료이기 때문에 코끝을 오똑하게 높일수 있는 튼튼한 재료입니다.

## 콧볼축소술

넓은 콧볼을 줄여 세련된 이미지로!

### 절개법
비주의 폭은 정상이나 콧구멍이 큰 경우

 →

불필요한 콧볼살 제거    절개부위 봉합

### 비절개법
콧구멍은 크지 않으나 비주가 넓은 경우

 →

콧구멍 아래를 당겨 매듭    비주+콧볼 한 번에 축소

## 콧볼축소 추천

이런 분께 추천해요

1. 콧볼의 폭이 넓은 경우
2. 코가 뭉뚝해 보이는 경우
3. 코끝이 퍼져 보이는 경우
4. 콧볼의 모양이 조화롭지 못한 경우
5. 콧볼의 폭이 넓어 코가 낮아보이는 경우

# 슈퍼미쥬코란?

슈퍼미쥬코는 코에 실을 삽입하여 지지대를 만들고 필러와 보톡스를 채워 넣어 보형물을
삽입하지 않고 오뚝하고 세련된 코라인을 만들어주는 코성형 시술 방법입니다. 필러와
보톡스 거기다 더욱 견고한 실까지 사용하여 유지기간은 길고 이물감은 줄었으며, 정교한
코끝 모양 교정이 가능하고 시술시간도 짧아 일상생활에 지장이 없습니다.

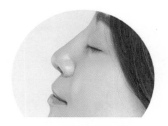

## 슈퍼미쥬코 장점

| 소요시간 10분 | 국소마취 | 입원치료 NO | 실밥제거 NO | 내원치료 NO | 회복기간 NO |
|---|---|---|---|---|---|

## 코성형 시술의 발달과정

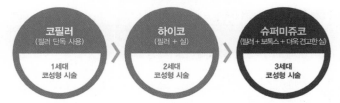

| 코필러 (필러 단독 사용) | 하이코 (필러 + 실) | 슈퍼미쥬코 (필러 + 보톡스 + 더욱 견고한 실) |
|---|---|---|
| 1세대 코성형 시술 | 2세대 코성형 시술 | 3세대 코성형 시술 |

## 슈퍼미쥬코 이런 분들께 추천해드립니다

· 콧대가 휘거나 매부리코인 경우
· 콧날개가 너무 크거나 비대칭인 경우
· 코성형 효과를 오래 유지하고 싶은 경우

· 코가 뭉뚝하고 낮은 경우
· 코의 길이가 짧은 경우
· 코성형을 하고 싶지만 수술에 거부감이 있는 경우

# 눈 수술, 코 시술 <small>VAT 별도, 수술기본채혈검사 별도</small>

## "항노화 – 동안" 눈 수술

| | |
|---|---:|
| 눈밑지방제거술 (눈밑다크서클 수술) | 59 |
| 하안검 거상술 (눈밑 잔주름제거술) | 59 |
| 상안검 거상술 (항노화수술) | 59 |
| 경결막 눈밑 지방재배치 | 79 |

| | | |
|---|---|---:|
| 눈밑지방제거술 + 상/하안검거상술 | 권장시술 | 118 |

| | | |
|---|---|---:|
| 눈밑지방제거술+상/하안검거상술+뒷트임 | 권장시술 | 148 |

## 쌍가풀 수술

| | |
|---|---:|
| 쌍가풀 수술 "매몰법" | 59 |
| 쌍가풀 수술 "부분절개" | 69 |
| 쌍가풀 수술 "절개법" | 79 |
| 안검하수 (눈매교정) | 59 |
| 앞 트임 or 뒷트임 or 밑트임 | 59 |

| | | |
|---|---|---:|
| | 권장시술 | |
| 절개쌍가풀+ 눈밑지방제거술+하안검거 상술 | | 197 |

| | | |
|---|---|---:|
| | 권장시술 | |
| 절개쌍가풀+ 눈매교정 + 눈밑지방제거술+하안검거상술 | | 210 |

## 코 시술, 주름 시술

| 슈퍼미쥬코(실이용,코 시술) | 15 (1줄 당) | | 8자 주름 필러 1CC | 20 |
|---|---|---|---|---:|
| 간단, 회복기간 없음 | | | 입옆 주름 필러 1CC | 20 |
| | | | 이마 주름 필러 1CC | 20 |
| 코볼 줄이기 | 59 | | 다크서클 필러 1CC | 20 |

# 볼륨 UP 지방이식 –
# 이마, 팔자주름, 가슴, 엉덩이

지방이식이란 복부와 다리, 팔처럼 불필요하게 지방이 많은 부위에서 지방을 주사기로 빼내어 이마, 양 볼, 팔자주름, 가슴, 엉덩이 등 볼륨이 필요한 곳에 주입하여 입체감 있는 얼굴라인과 바디라인을 만드는 시술이다. '지방이식'이라는 단어가 칼로 피부를 절개하여 지방을 빼내 이식하는 피가 많이 나는 수술을 연상시켜 무섭고 두려움을 주지만, 사실 알고 보면 '수술'이 아닌 간단하고 무섭지 않은 '시술'이다.

우선 지방을 빼고자 하는 부위에 지방분해를 돕는 약이 혼합된 국소마취주사를 놓는다. 국소마취가 되면, 채혈할 때 주사기로 피를 뽑듯이 주사기를 이용하여 지방을 빼낸다. 혈액과 장액이 섞인 빼낸 지방은 원심분리기를 이용하여 지방만을 추출한다. 추출된 지방을 주사기에 넣고 볼륨이 필요한 곳에 주사를 놓아 지방을 주입한다. 한마디로 지방이식이란 주사기로 지방을 빼내 주사기로 지방을 넣는 것이다. 한 부위 지방이식을 하는 데 실제로 걸리는 시간은 15분 정도밖에 걸리지 않는다. 따라서 '지방이식'이라는 단어만 듣고 너무 무섭게 생각하지 않아도 된다.

지방이식의 장점은 필러와 달리 자가지방이기 때문에 이물감과 이물반응이 거의 생기지 않는다. 필러는 이물질이기 때문에 이물반응이 생길 수 있어 한 부위에 많이 넣을 수 없지만, 지방이식은 필러보다 많은 양을 넣을 수 있고 자연스러운 볼륨감이 생긴다. 필러는 주입을 해도 시간이 지나면 분해되어 다 없어지지만, 지방이식으로 들어간 지방은 한번 생착되면 영구하게 오랫동안 유지된다. 물론 주입된 지방의 생착률은 사람마다 차이가 있어 30~70%로 다양하다. 건강하고 젊은 사람일수록 생착률이 높다고 알려져 있다. 20~30대 젊은이들은 대체로 1~2번 시술로 효과가 오래 지속되지만, 중년 이상의 경우 생착률이 높지 않아 평균 2~3번의 지방이식을 통해 볼륨을 유지할 수 있다. 무엇보다 지방이식의 가장 큰 장점은 뱃살 같은 불필요한 곳에서 지방을 빼기 때문에 일거양득으로 원하지 않는 부위의 지방이 없어지는 부가적인 효과를 얻을 수 있다는 점이다.

지방이식을 많이 하는 부위는 주로 얼굴과 가슴, 엉덩이이다. 얼굴의 경우 이마나 미간에 주름이 많고 꺼진 경우, 볼살이 빠져 안쓰러워 보이는 경우, 팔자주름이 깊어 입이 돌출되어 보이고 나이 들어 보이는 경우 주로 하게 된다. 가슴과 엉덩이 살이 빈약하여 볼륨 업을 위해 지방이식을 할 수 있다.

**이마 볼륨 UP을 위해
필러 or 지방이식?**

- 지방이식이 필러보다 자연스럽고, 예쁘게 볼륨 UP이 된다.
- 필러보다 지방이식이 더 많은 양을 안전하게 주입할 수 있다.
- 지방이식은 생착된 지방이 영구히 지속되기 때문에 경제적이다
- 지방이식은 일거양득으로 지방을 빼는 뱃살이 홀쭉해지는 부가 효과가 있다.
- 이마를 전체적으로 볼륨 UP하기에는 필러보다 지방이식이 좋다.
- 이마 흉터처럼 좁은 부위 볼륨 UP에는 필러로 간단한 시술이 가능하다.
- 필러는 간단하게 부담 없이 5분 이내에 시술할 수 있다.

# 여러 다이어트 주사,
# 냉동지방파괴, 지방흡입술

## ∞ 다이어트약

나이가 들면 식생활습관을 조절하고 운동을 해도 체중이 증가
하고, 뱃살이 볼록해지며 허벅지, 팔 안쪽에 불필요한 지방이 쌓
이게 된다. 병원에서 다양한 치료방법을 통해 다이어트를 할 수
있다.

나비 모양 약이라고 알려진 펜터민, 펜디메트라진 성분의 약은
비만약으로 가장 흔하게 사용된다. 가격이 저렴하고 식욕 억제 효
과가 뛰어나 많이 사용되지만, 향정신성 의약품으로 3개월 이상
사용하지 못하며 중독성, 두근거림, 우울증 등의 부작용이 있다.
향정신성 의약품의 부작용 없이 안전하게 오랜 기간 사용할 수 있
는 비향정신정 의약품으로는 장에서 지방흡수를 억제하는 오르

리스타트 약과 카페인, 녹차 추출물 성분으로 만든 신진대사 촉진제, 탄수화물 흡수억제제, 지방흡수억제제 등 여러 가지 약물이 있다.


## ∞ 다이어트 주사

비향정신성 의약품으로 2018년 국내에 출시되어 뛰어난 체중 감소 효과와 적은 부작용으로 인기를 끈 삭센다 주사가 있다. 당뇨약 개발과정에서 탄생한 신약으로 현재까지도 세계적으로 가장 많이 처방하는 다이어트 주사 중 하나이다. 포만감을 증가시키고, 배고픔을 감소시켜 내장지방분해 및 체중을 빼주며 당뇨병, 고혈압, 수면 무호흡증과 같은 체중 관련 합병증을 개선해 준다. 하루에 한 번 펜처럼 생긴 주사기를 배 앞쪽, 허벅지 앞쪽, 팔 등 편한 부위에 접속하고 버튼을 누르면 바늘이 튀어나와 약물이 투약된다. 삭센다의 큰 장점은 식욕 억제, 지방 감소, 체중감소 및 감량된 체중 유지 효과가 뛰어나며, 오랜 기간 지속적으로 큰 부작용 없이 사용할 수 있다는 점이다.

복부 지방이나, 팔, 다리 지방처럼 특정 부위에 지방을 분해하고 줄이는 목적으로 지방분해주사를 맞을 수 있다. 메조테라피 주사, S-슬림주사, 지방용해주사, LLD 주사 등 다양한 상품명의 주사가 있다. 메조테라피 주사는 L-카르티닌이나 아미노필린을 사용한 주사이고, S-슬림주사는 L-카르티닌과 히알루로니다제 성분을, 지방융해주사는 PPC 성분과 L-카르티닌을 사용한다. LLD 주사는 주로 히알루로니다제가 주성분이며, 스키니 주사, 연예인 주사 등 병원마다 다양한 이름으로 시행되고 있으며 한 번의 시술로도 효과를 체감할 수 있는 '단기간에 큰 효과'가 장점이다. 이런 지방분해주사는 병원마다 사용하는 성분과 성분의 조합이 조금씩 다르며, 주사 이름도 병원마다 호기심을 끄는 명칭을 사용하기 때문에 다양하다.

## ∞ 냉동지방분해 - 미쿨, 쿨쉐이핑

특정 부위의 지방이 유난이 두드러져 원하는 부위만을 슬림하게 만들기 위해 냉동지방분해치료를 할 수 있다. 하이로닉사의 '미쿨'은 식품의약품안전처로부터 비침습적 피하지방층 감소로 허가를 받은 의료기기이다. 강력한 냉각에너지가 피부층을 보호하면서 피하지방층만 선택적으로 냉각시킨다. 냉각에너지에 노출된 지방세포는 자연적 세포자멸사를 통해 세포 수가 감소하게 된다. 7~90일 이후 인체 내 면역 작용 때문에 지방세포가 제거되고 슬림해지는 외형적 변화가 생기게 된다. 미쿨은 피부표면을 절개하지 않기 때문에 마취를 하지 않고, 시술 후 일상생활에 복귀할 수 있어 간편하고 안전하게 받을 수 있는 시술이다. 1회 30분 정도 시술 시간이 소요되고 1~2주 간격으로 5~10회 정도 받게 된다. 상복부, 하복부, 옆구리, 러브핸들, 허벅지, 브래지어 라인 등 지방층이 두껍고 잘 빠지지 않는 부위에 효과를 보이며 지방층이 두꺼울수록 더 많은 시술 횟수가 필요하다. 은성글로벌사의 '쿨쉐이핑'도 비슷한 원리의 의료기기이다. -10~5도의 낮은 쿨링 에너지를 사용하여 지방세포를 냉각시켜 자연 괴사 시킨다. 1~10단계의 석션기능과 Continuous, Slow, Middle, Fast와 같은 다양한 펄스 기능을 통하여 냉동지방분해 효과가 개선되었고 싱글모드, 더블모드를 선택하여 더욱더 빠른 시술이 가능하다.


## ∞ 바디 슈링크

바디 슈링크는 고강도 초음파 에너지를 진피층 및 근막층에 전달해 최대 65~75도의 높은 온도를 목표 부위에 집중시켜 진피층 콜라겐 생성을 유도하고 근막층, 지방층을 조여주어 바디 윤곽을 개선한다. 열 자극으로 인해 기존의 콜라겐 섬유가 재배열되고 새로운 콜라겐이 생성되면서, 탄력이 개선되고 불필요하게 튀어나온 살을 들어가게 한다. 9.0mm 깊이까지 에너지를 전달하는 바디 전용 카트리지로 지방층이 두꺼운 다양한 신체 부위에 적용할 수 있다. 팔, 허벅지, 복부 등 지방층이 많은 부위에 시술할 수 있다. 일반적인 슈링크 시술은 한 번 할 때 300샷이 흔하고 지방이 많은 복부의 경우 600샷을 하기도 한다. 한 달에 1~3회 간격으로 시술이 이루어지며 꾸준한 시술을 통해 탄력 있고 날씬한 몸매를 유지할 수 있다.


## ∞ 지방흡입술

지방흡입술은 복부, 팔, 다리 등 불필요하게 튀어나온 지방을 뽑아내는 시술이다. 다이어트약을 복용하고 지방분해주사, 냉동지방분해요법 등 다양한 체중 감량 요법을 해도 유독 빠지지 않는 특정 부위 지방을 수술적인 방법으로 제거한다. 방법은 지방을 제거하고자 하는 부위에 주사기로 약물을 넣어 지방을 흐물흐물하게 액체화시킨다. 지방을 뽑아내는 빨대 같은 캐뉼라를 삽입하고 석션기나 주사기를 사용해 음압을 걸어 체외로 지방을 빼낸다. 지방을 빼는 관을 삽입하기 위해 피부에 0.1~0.2cm 정도 아주 작은 절개를 하지만 대체로 5~7일이면 흉터 없이 상처가 회복된다. 즉 지방흡입술은 빨대 같은 관을 통해 지방을 쭉쭉 뽑아내는 간단한 시술이기 때문에 피부에 커다란 상처나 후유증 없이 바로 일상생활을 할 수 있다. 지방흡입술 후 1~2일 정도는 과격한 운동을 피하고 안정을 취해야 멍이 들거나 혈종이나 지방색전증이 생기는 부작용을 예방할 수 있다.

지방흡입술을 하고 나서 시술 부위에 물이 들어가거나 지저분한 것이 묻지 않도록 해야 한다. 압박복 착용을 통해 붓기나 멍이 생기는 것을 줄일 수 있다. 한 번에 너무 많은 지방을 제거할 경우 부종, 혈종, 색전증 등 부작용이 생길 수 있으므로 여러 번에 걸쳐 안전한 시술이 필요하다. 또 지방흡입만으로 체중을 조절한다는 생각보단, 반드시 건강한 식이요법과 운동을 병행함으로써 체중을 유지하고 조절하는 것이 중요하다.

### 병원에서 추천하는
### 뱃살 치료방법

- 삭센다 주사를 이용한 내장지방분해와 식욕 억제
- 주사 맞기 부담스러울 땐 먹는 다이어트약으로 식욕 억제
- 살이 잘 안 빠지는 특정 부위는 LLD 주사, S슬림주사
- 복부 지방 감소는 냉동지방분해(미쿨, 쿨쉐이핑)
- 복부를 슬림하고 탄탄하게 탄력을 주기 위해 바디 슈링크

# 지방 이제는 빼지 말고
# 배출 시키자

지방분해 수술이 두렵나요?
하지만 예쁜 몸매관리가 하고 싶으신가요?
그렇다면 지방을 배출하는 **지방분해주사**를 통해
내 몸의 지방과 헤어지세요.

**지방분해주사 종류**
카복시주사, S슬림주사, 지방융해주사, LLD주사

비수술적
방법

회복기간
NO

일상생활
바로복귀

합리적인
비용

근육과 지방
동시제거

셀룰라이트
감소

짧은시술
빠른효과

안전한
시술

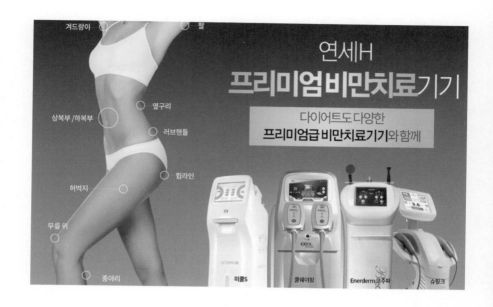

# 비만-다이어트

VAT별도

| 메조 주사(비만주사) | | | | 에너덤 바디고주파 | | |
|---|---|---|---|---|---|---|
| | 1회 | 10회 | 15회 | | 5회 | 10회 |
| | **3** | **12** | **15** | | **25** | **40** |

| L-카르티닌 성분의 주사액을<br>지방 있는 곳에 주입해 지방을 파괴 | "Beautech"사의 프리미엄 지방분해고<br>주파 레이저.<br>복부,팔,다리 등등 지방이 많은 곳에<br>심부 열을 전달하여 지방을 연소시킴 |
|---|---|

| S 슬림주사(빨간주사) | | | 지방용해주사 | | |
|---|---|---|---|---|---|
| | 1회 | 10회 | | 1회 | 3회 |
| | **5** | **30** | | **7** | **18** |

| L-카르티닌과 히알루노니다아제 성분<br>을 사용하여 지방을 연소시킴.<br>빨간색으로서 지방연소 효과가 큼 | 유명한 지방용해를 일으키는 PPC 와<br>L-카르티닌을 이용한 지방용해술로서<br>복부지방에 큰효과가 있음 |
|---|---|

| LLD 주사 | | | 쿨쉐이핑(냉동지방분해 레이저) | | |
|---|---|---|---|---|---|
| 인기팩키지 | 1회 | 3회 | 인기팩키지 | 5회 | 10회 |
| | **15** | **30** | | **30** | **50** |

| 스키니주사 등등 다양한 이름의 주사<br>로서, 히알루노니다아제가 주성분. 한<br>번 시술로도 지방이 감소되는 효과를<br>볼 수 있는 "단기간 큰효과"가 장점 | "ES Global"사의 KFDA 승인 지방분해레<br>이저. 지방이 있는 부위를 -5도 로 냉동<br>시켜서 지방세포를 파괴하고 배출. 팔/<br>복부/다리/등/어깨 모든 부위 적용가<br>능. **시술시간:30분** |
|---|---|

| 미쿨 S (냉동지방파괴 레이저) | | | 바디 슈링크 | | |
|---|---|---|---|---|---|
| 인기팩키지 | 10패드 | 15패드 | 인기팩키지 | 300샷 | 900샷 |
| | **50** | **70** | | **30** | **65** |

| "하이로닉"사의 KFDA 승인 지방분해<br>레이저. 지방이 많은 팔,다리,복부 등<br>-3~-7 도 로 지방세포를 파괴.<br>**시술시간 : 30분** | "클래시스" 사의 고집적초음파리프팅<br>레이저(HIFU) , 팔,다리, 복부등 지방수<br>축 및 퇴축 효과 |
|---|---|

# 지방 이식, 지방 흡입 <small>VAT 별도, 채혈별도</small>

## 지방 이식

지방이식 가능 부위 : 이마, 볼, 다크서클, 8자 주름, 입 옆8자, 가슴, 엉덩이
지방이식은 최소 '2부위' 이상부터 시술을 시행함
지방이식 후 생착률은 30~70% 정도이며 여러차례 시술이 필요할 수 있음

| | |
|---|---:|
| 지방이식 원하는 곳 1부위 | 49 |
| 지방이식 원하는 곳 2부위 | 99 |
| 지방이식 원하는 곳 3부위 | 149 |
| 가슴 지방이식 | 99 |

## 지방 흡입

지방 흡입 가능부위 : 복부, 팔, 다리
지방흡입주사는 최소 3개 부터 시술을 시행함
지방 흡입 부위는 울퉁불퉁 하게 될 수 있음

| | |
|---|---:|
| 미니지방흡입주사 (20cc) 1개 | 19 |
| 미니지방흡입주사 3개 | 55 |
| 미니지방흡입주사 4개 | 75 |

## CHAPTER 4

# 간단한 성형시술 – 쁘띠성형

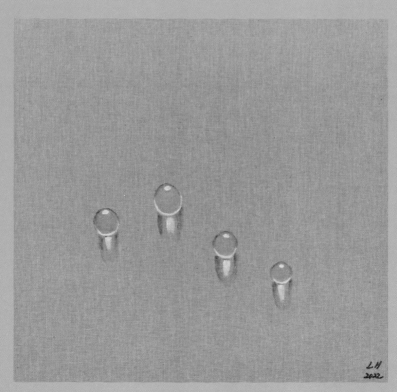

| 이호직 作

# 보톡스, 필러, 윤곽주사

보툴리눔 독소는 보툴리누스균에서 추출한 생물학적 독성 단백질이다. 미용 목적으로 사용되는 보톡스는 독성이 비교적 약한 저농도 A형 독소를 사용하여 비대해진 근육의 움직임을 억제해 주름 개선목적으로 사용된다. 근육의 활동을 정지시켜 주름을 펴고 주름이 생기는 것을 방지하기 때문에 표정 근육에 의해 생긴 주름, 튀어나온 근육을 개선한다. 나이가 들면서 생기는 이마 주름, 미간 주름, 눈가 주름, 눈 아래 잔주름, 콧잔등 주름, 얼굴의 전반적인 잔주름, 목주름, 울퉁불퉁 자갈턱, 저작근에 의한 사각턱이 대표적인 예이다. 얼굴 주름뿐 아니라 볼록 튀어나온 종아리 근육, 승모근, 튀어나온 콧볼, 겨드랑이 다한증, 손발 다한증에도 효과가 있다. 보톡스 효과는 주사를 맞은 지 2주 정도 지나서 생기기 시작하며 보통 4~6개월 정도 지속된다. 일정 시간이 지나면 보톡스 효과가 없어지므로 1년에 2~3회 지속적인 시술을 통해 주름 없는 피부를 유지할 수 있다. 보톡스는 일시적으로 근육수축을 억제하고 시간이 지나면 없어지는 가역적이라 영구히 장애를 유발하는 치명적인 부작용이 없다.

필러는 히알루론산을 주성분으로 하는 젤리 같은 물질이다. 히알루론산은 사람 몸에도 있는 단백질 성분인데, 이 성분이 체내에 주입되면 들어간 만큼 빵빵하게 볼륨이 올라간다. 즉 젤리 같은 물질을 주사하여 깊은 주름처럼 움푹 들어간 부위를 인공적으로 튀어나오게 만드는 것으로, 근육을 일시적으로 위축시키는 보톡스와는 다른 시술이다. 필러는 6개월 정도 효과가 유지되며 점차 녹아 없어지게 된다. 깊은 팔자주름이나 이마 주름, 들어간 볼살, 애굣살을 원할 때, 봉긋한 이마를 원할 때, 눈 아래 꺼진 다크서클, 콧대를 올리고 싶을 때 주로 사용된다. 마취 연고나 국소마취를 한 후 주사 시술로 진행되어 통증은 거의 없고 5분 내외로 간단하게 끝난다.

간단한 주사로 볼륨 업이 되어 성형시술 중 수요가 많고 대체로 안전하지만, 의료진의 능숙도에 따라 시술 결과가 다르므로 숙련된 시술자의 선택이 중요하다. 필러는 가격대 및 브랜드에 따라 종류가 다양하며, 필러마다 성분과 입자크기가 조금씩 다르다. 지나치게 저렴한 필러는 중국산 원료를 사용하거나 이물 작용 등 부작용 가능성이 있어 출시된 지 오래되고 대기업에서 만든 검증된 필러를 사용하는 것이 좋다.

간혹 "보톡스나 필러를 하면 얼굴이 흘러내리고 흉측하게 변한다"라며 성형시술을 무서워하고 피하는 고객들이 있다. 하지만 보톡스나 필러는 가역적이므로 시간이 지나면 효과가 없어져 원래 모습으로 돌아가며, 단순히 근육수축작용을 막고, 볼륨을 올려주기 때문에 이런 걱정은 잘못된 편견이다. 팔자주름, 이마 주름처럼 깊이 파인 주름에 필러와 보톡스를 동시에 시술하면 시너지 효과를 볼 수 있다. 보톡스가 잔주름을 개선할 뿐 아니라 근육의 움직임을 최소화해 필러가 더 오랫동안 유지되므로 주름 개선 효과가 뛰어나다.

윤곽주사는 입 옆에 튀어나온 불독살이나 이중턱을 개선시키는 주사다. 병원마다 '아나운서 주사, 조각 주사, 에그 주사, V라인 주사, 브이올렛' 등 명칭이 다양하며 성분도 조금씩 다르다. 대체로 히알루로니다제, 데옥시콜산, 엘카르니틴, 아미노필린 등 여러 가지 성분을 혼합하여 사용한다. 입가 옆쪽으로 볼록하게 살이 튀어나오고 처지면 화가 난 것처럼 보여 나쁜 이미지를 만들 수 있다. 이중턱은 나이 들어 보일 뿐 아니라, 뚱뚱하고 둔해 보인다. 윤곽주사를 통해 불필요한 지방과 살이 들어가 매끈한 턱 라인을 만들 수 있다.

# 보톡스란?

보톡스는 보툴리눔 독소가 주성분인 의약품으로 일시적으로 주입한 부위에 근육을 마비시켜 잔주름 생긴 부위의 피부를 펴주어 주름 개선에 효과적입니다. 또한, 각진 턱인 사각턱과 승모근 등에 주사하여 근육의 부피를 줄여 슬림하게 만들어주는 시술 방법입니다.

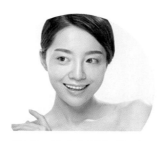

## 주요 시술부위 효과

**1** **눈가 / 미간 / 이마** – 노화로 인한 피부 처짐 및 습관성 표정으로 인한 주름개선

**2** **눈썹** – 처진 눈매교정 개선 가능

**3** **입꼬리** – 처진 입매개선 가능

**4** **콧볼** – 콧볼 근육의 힘이 강하여 위로 올라 가는것을 일시적으로 근육의 힘을 빼 코끝의 퍼짐과 벌렁거림을 교정

**5** **사각턱** – 비대한 저작근 근육으로 인한 사각턱을 개선효과

**6** **턱끝** – 턱끝 모양을 V라인으로 교정하여 갸름한 얼굴라인 효과

# 필러란?

필러는 특정 부위에 부피를 채워넣어 주어 볼륨을 살려주며 주름이 심한 부위에 주입하면
주름이 개선되고 수분유지, 탄력 개선까지 되어 동안외모로 만드는데 효과적인 시술 방법
중 하나입니다.

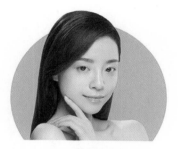

## 주요 시술부위 효과

1 **이마** – 볼륨이 없고 꺼져있는 이마에 볼륨증진
2 **코** – 성형에 대한 부담감 없이 높은 콧대, 자연스러운 코 끝 개선
3 **볼 밑 광대** – 급격한 다이어트로 인해 꺼졌거나 볼륨이 없는 볼 및 광대부분에 볼륨증진
4 **입술** – 얇아서 차가운 인상을 줄 수 있는 입술에 적당한 볼륨을 주어 입체감을 살려줌
5 **팔자주름** – 깊이 패여 있어 늙어 보이게 하는 팔자주름을 채워 동안유지
6 **눈물고랑** – 움푹패여 있을 경우 다크써클이 심한경우 완화효과

# V라인 윤곽주사란?

얼굴에 있는 지방 자체를 녹이고, 말초 혈관 및 림프순환을 촉진시켜 지방과 체내 노폐물이
잘 배출하게 도와주어 V라인 효과, 얼굴 축소 효과로 이목구비를 도드라져 보이게 해주는
시술입니다. 시술시간이 짧아 일상복귀가 바로 가능하며, 통증이 거의 없습니다. 게다가
단 시간내에 지방이 빠지는 효과를 볼 수 있으며 자연스럽고 티가 잘 나지 않습니다.

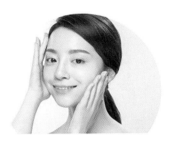

## 주요 시술부위 효과

**1** 광대축소 – 약물을 주입하여 얼굴지방을 감소하고 광대축소 개선에 효과
**2** 이중턱 – 늘어진 이중턱을 개선해주고 턱라인을 갸름한 V라인으로 만들어 줌
**3** 피부재생 – 얼굴의 림프순환을 촉진시켜 불필요한 지방을 녹여 노폐물을 배출
시킴으로 부종이 감소되고 피부재생 효과

# 보톡스

VAT별도

| 보톡스 | | 다한증 보톡스(땀주사) | |
|---|---|---|---|
| 사각턱 | **7** | 겨드랑이 50unit | **7** |
| 주름보톡스 | **4.5** | 손/발바닥 100unit | **15** |
| 이마/미간/눈가/눈밑/콧등/콧볼/자갈턱 | | | |
| 종아리/승모근 100unit | **15** | | |

| 윤곽주사 | 1회 | 3회 | 인기 패키지 | |
|---|---|---|---|---|
| 일반 윤곽주사 | **5** | **12** | 윤곽주사(1회)+턱보톡스 | **9** |
| | | | 윤곽주사(3회)+턱보톡스 | **17** |
| "수퍼"윤곽주사 | **7** | **18** | V-line주사(1회)+턱보톡스 | **11** |
| (V-line주사) | | | V-line주사(3회)+턱보톡스 | **23** |

**V-line 완성 팩키지**    25
턱끝필러(중가)1cc + 윤곽주사1회 +턱보톡스

| 더마톡신(스킨보톡스): 잔주름 지우개 | | **미간/이마 주름 팩키지** 10~15 |
|---|---|---|
| 얼굴 전체 | **23** | 미간 보톡스 + 실리프팅 |
| 아랫 얼굴(광대아래,팔자주름-입주변) | **12** | **입술주름 팩키지** 15 |
| 목주름 전체 | **23** | 입술 보톡스 + 실리프팅 |

# 필 러

| 필러의 종류 |
|---|
| 국산: 이브아르, 채움, 벨라스트, 모나리자, 큐젤, 뉴라미스, 엑스퍼트, 플로레 |
| 외산: 아말리안, 퍼팩타, 프린세스 |

| 필러 | 저가 | 중가 | 고가 | 프리미엄 |
|---|---|---|---|---|
| 1cc | **15** | **18** | **20** | **25** |

## 인기 팩키지

팔자필러(고가)2cc+팔자보톡스
43

눈밑다크서클 필러(고가)1cc+보톡스
24

| 필러 부위별 예상 사용량 | |
|---|---|
| 팔자주름 | **2cc 이상** |
| 이마/볼 | **2cc 이상** |
| 눈밑 애교 | **1cc 이상** |
| 입술/턱끝 | **1cc 이상** |
| 코 | **1cc 이상** |

**필러 시술시**, 해당부위 **보톡스 시술을 같이** 받는 것이 좋습니다
보톡스를 같이 시술받아야, 필러의 이동이나 **모양변화를 막고**,
필러가 **오랫동안 유지**됩니다.

# 비수술 안면 거상 – 슈링크 유니버스, 더블로 골드, 물방울리프팅

　　나이가 들면 피부의 두께가 얇아지며, 피부 조직의 밀도도 감소한다. 탄력섬유 성분이 변성되므로 외관상 피부가 처지거나 굵게 피부에 주름이 생기게 된다. 팔자주름이 더 심해져 나이 들어 보이고, 입 옆 살이 뚝 튀어나와 심술보, 불독살이 생기게 된다. 늘어진 피부, 처진 피부를 올려주고, 피부 결을 조여주고, 탄력을 개선해 피부를 탱탱하게 만들어 주는 리프팅 시술이 선풍적인 인기를 끌고 있다.

　　슈링크 유니버스(Shurink Universe)는 영화배우 이나영이 광고할 정도로 유명한 리프팅 시술이다. 2015년 1세대가 출시된 이후 2022년에 업그레이드된 2세대가 출시되었다. 피부 속 1.5~4.5mm 깊이에 정확하고 강력한 초음파 에너지를 조사하여 탄력이 떨어지고 처진 얼굴의 피부층과 근막층을 강화해 리프팅 효과와 더불어 탄력을 개선한다. 시술 시간은 5분 정도 소요되고,

상처가 생기지 않기 때문에 시술 후 바로 일상생활이 가능하다. 효과는 시술 후 4~12주 정도 지나 서서히 나타난다. '펜타입' 핸드 피스를 사용하여 기존 1세대에서 시술이 어려웠던 눈가, 인중, 턱 하부 등 굴곡이 있는 부위에 세밀한 시술이 가능하다.

또 '오로라 앰플' 사용을 통해 피부탄력 개선과 함께 화이트닝, 보습, 물광 효과를 동시에 볼 수 있다. 오로라 앰플은 슈링크 시술을 할 때 사용할 수 있도록 개발된 신개념 스킨 부스터 앰플이다. 미백주사 성분인 글루타티온과 물광주사 성분인 히알루론산, 아기주사 성분인 PDRN 등 38가지 유효성분이 포함되어 있어 미백, 물광, 보습, 탄력 효과가 생긴다. 슈링크 시술을 할 때 오로라 앰플을 같이 사용하면 슈링크에 의한 피부탄력과 리프팅뿐만 아니라 동시에 미백, 보습 물광 효과를 같이 얻을 수 있어 얼굴 피부가 어려 보이고 젊어지는 효과가 생긴다.

'더블로 골드'는 2015년 국내 최초로 개발된 고강도 집속초음파(HIFU) 리프팅 '더블로'의 3번째 업그레이드 버전 리프팅 기기이다. 당시 리프팅 하면 '더블로 리프팅'이라는 말이 쓰일 정도로 효과가 좋고 국내 피부 성형업계에서 큰 인기를 끌었다. 산업통상자원부가 선정한 세계 일류상품으로 선정되었고, 국내뿐 아니라 전 세계에도 많이 진출하여 효과를 인정받았다. "피부탄력을 8분 만에 완성한다"라는 광고로 짧은 시술 시간과 빠른 일상 복귀, 지속적인 효과 유지가 특징이다. 집속초음파 열에너지가 진피층에서 피하근막층까지 도달하여 늘어지거나 처진 피부조직을 리프팅한다. 시술받을 때 통증이 거의 없고 시술 직후 즉각적인 탄력 개선을 느낄 수 있고, 시술 후 시간이 지남에 따라 점진적으로 처진 살이 리프팅되는 변화를 느낄 수 있다. 연 1~2회 꾸준한 시술로 리프팅 효과를 유지할 수 있다. 결혼식을 앞둔 예비부부나, 면접이나 소개팅을 앞둔 사회초년생 등 부작용 없이 빠르게 피부탄력을 개선하고 피부가 젊어 보이기를 원할 때 받아볼 수 있다.

물방울리프팅으로 알려진 소노케어4D리프팅은 4가지 효과를 통해 피부탄력에 도움을 주는 장비이다. 피부 결을 조여주고, 처진 살을 올려주고, 피부 속 수분은 유지하고, 피부 트러블을 개선시켜준다. 피부 타입이나 시술 부위에 따라 차이가 있으나 시술 시간은 약 6~20분 정도 소요된다. 통증, 홍조, 붓기가 없으므로 일상생활이 바로 가능하다. 통상 주 1~2회로 10회 정도 하게 되고 효과는 시술 후 바로 느껴볼 수 있으며, 지속적인 시술 시 효과가 극대화된다. 가장 큰 특징은 색소레이저나 슈링크, 더블로와 같은 리프팅 장비와 복합 시술이 가능하며, 복합 시술 시 시너지 효과가 생기고 피부 진정 및 트러블 개선 효과가 있다. 소노케어4D 리프팅은 뉴퐁사에서 개발된 장비이다. 1개의 프로브에서 2가지 다른 주파수를 교차로 발생시키는 멀티 웨이브 기술을 이용하여, 현재 초음파 치료 장비 중 가장 높은 주파수인 10MHz의 파장이 표피부터 진피층까지 전달된다. 피부 깊은 층에 전달된 초음파 에너지가 피부탄력 향상과 수분 유지, 피부 트러블을 개선해 준다.

- 피부탄력, 미백, 물광, 주름 개선, 처진 살 리프팅을 위해
  → 슈링크 유니버스 + 오로라 앰플 + 물방울리프팅 복합 시술
- 팔자주름, 심술보 처진 살을 올리기 위해
  → 더블로 골드 + 물방울리프팅 복합 시술
- 피부탄력, 미백뿐 아니라, 처진 살 리프팅 효과를 극대화하기 위해
  → 슈링크 유니버스 + 더블로 골드+ 오로라 앰플 + 물방울리프팅 복
  합 시술

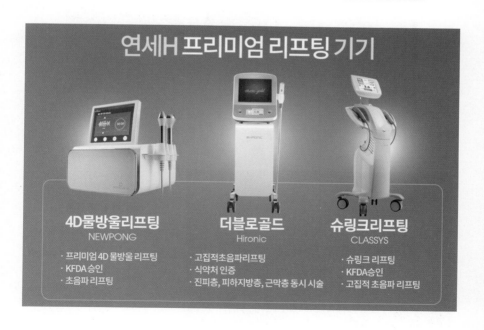

# 슈링크 유니버스
## 2세대 슈링크 리프팅

강한 초음파 에너지(HIFU)를 피부 속에 전달하여 콜라겐 재생을 촉진시켜 리프팅과 탄력 개선을 시키는 기존 슈링크의 업그레이드 버전

## 2가지 핸드피스

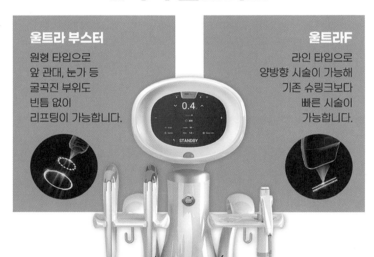

### 울트라 부스터

원형 타입으로
앞 관대, 눈가 등
굴곡진 부위도
빈틈 없이
리프팅이 가능합니다.

### 울트라F

라인 타입으로
양방향 시술이 가능해
기존 슈링크보다
빠른 시술이
가능합니다.

0.4
STANDBY

✓ 2.5배 빠른 속도
  강력한 **HIFU** 에너지

✓ 17개 열 응고점 [기존슈링크]
  → 400개의 열 응고점으로 촘촘하고 강력한 리프팅

✓ 전용앰플 사용으로 시너지 효과
  : 오로라앰플 (글루타티온, PDRN, 아데노신 외 38가지 유효성분)

✓ **ULTRA BOOSTER** 핸드피스
  : 굴곡진 작은 부위까지 밀착하여 섬세한 리프팅

### 슈링크 유니버스

400개 열 응고점

MP모드, NORMAL모드

굴곡진 부위 + 좁고 작은 부위시술

오로라 전용앰플

# 슈링크유니버스 전용 스킨부스터
# 오로라앰플의 특징
## TWENTYSPRING CLINIC

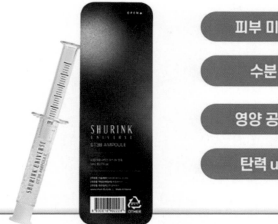

피부 미백

수분

영양 공급

탄력 up

38가지 유효성분이 함유되어 있는 스킨부스터로
피부톤 개선 및 재생, 미백, 보습, 탄력에 도움을 줄 수 있습니다.

# 실리프팅 – 여우 리프팅,
## V–실리프팅

나이가 들면서 생기는 피부 노화는 2가지 과정으로 일어난다. 첫 번째 내인성 노화는 누구에게나 세월과 함께 일어나는 변화로 피부탄력, 장벽 기능, 상처 회복기능 감소로 피부가 처지고 주름이 생긴다. 두 번째 광 노화는 햇볕과 같은 환경요인에 장기간 노출되어 피부가 건조해지고, 각질, 잡티가 생기는 경우다.

실리프팅은 식약처 승인을 받은 폴리디옥사논(PDO) 성분의 녹는 봉합사로, 단백질 물질로 구성된 얇은 실을 피부 아래 삽입하여 피부탄력을 개선하고 처진 피부를 당겨 올리는 시술이다. 실 모양에 따라 갈고리 타입, 모노 타입, 트윈 타입, 스크루 타입 등 여러 형태가 있다. 생분해성 녹는 실로서 8~12개월 동안 체내에서 모두 분해되어 사라지면서 콜라겐 재생 촉진, 혈액 순환 개선, 피부탄력 개선 효과가 생긴다. 주삿바늘 끝에 실이 달려 있어 바늘을 찌르면 실이 조직에 들어가게 된다. 실리프팅은 국소마취 후 피부에 주사를 맞는 형식으로 시술이 이루어지며 소요시간이 5분 이내로 짧다. 들어간 실은 시간이 지나면 녹아 없어져 특별한 부작용이 없으므로 부담 없이 받을 수 있다.

'여우 리프팅'은 갈고리가 있는 실을 사용해 조직을 당겨 처진 피부를 위로 올리는 시술이다. 처진 이중턱, 처진 볼살, 심술보라 불리는 입 옆 불독살을 올리기 위한 목적으로 시행된다. 실 옆에 튀어나온 갈고리가 피부조직을 물리적으로 당겨 리프팅이 된다. 대개 한쪽 볼에 5개 정도 실을 넣지만, 볼살이 많고 처진 정도가 심할 경우 10개 이상 넣기도 한다. '여우 리프팅'은 피부를 당겨 리프팅이 되기 때문에 시술 즉시 효과가 생긴다. 따라서 면접, 결혼식처럼 중요한 행사를 앞두고 빠른 효과를 보기 위해 하는 경우가 많다.

얼굴 전체에 30~100개 정도 갈고리 없는 모노실을 주입하는 'V-실리프팅'은 피부 결과 피부탄력 개선을 목표로 한다. 많은 실이 피부 아래 들어가, 실이 들어간 만큼의 볼륨 업 효과와 실이 녹으며 콜라겐 재생을 통해 피부탄력이 개선된다. 잔주름을 펴주는 스킨 보톡스와 함께 받으면 피부가 탱탱하고 젊어 보이는 효과가 생긴다.

눈밑주름, 팔자주름, 미간 주름, 이마 주름, 목주름처럼 깊이 파인 주름에는 실의 부피가 큰 트윈 타입, 스크루 타입, 그물망 타입 등의 실을 이용해 실리프팅을 할 수 있다. 여러 가닥의 꼬여 있는 두꺼운 실이 들어가 주름을 완화하며 필러, 보톡스와 병행 시술 시 주름 개선 효과가 증대된다.

실리프팅과 함께 초음파, 고주파 리프팅인 슈링크, 더블로, 물방울리프팅 시술을 같이 하면 시너지 효과가 생긴다. 실리프팅을 통해 처진 살을 위로 올리고, 움푹 들어간 주름을 볼륨 업 하여 완화시킨다. 초음파, 고주파 리프팅은 튀어나오거나 처진 볼살과 같이 불필요한 살을 들어가게 한다. 즉 푹 꺼진 부위는 실리프팅으로 볼륨 업, 튀어나온 부위는 초음파, 고주파 리프팅으로 들어가게 하여 피부 주름을 개선한다.

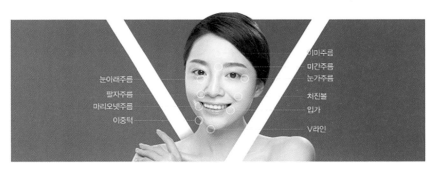

## 이런 분들께 추천합니다

1 주름개선과 피부탄력이 필요하신분
2 처진 턱살과 주름을 V라인으로 만들고 싶으신 분
3 동안외모를 가지고 싶으신 분
4 피부미백, 피부홍조개선이 필요하신 분
5 갸름한 턱선을 만들고 싶은데 수술에 대한 두려움이 있으신 분

# 슈퍼V리프팅이란?

삽입된 실 주변으로 콜라겐과 엘라스틴이 형성되어 피부탄력을 되살리고 강력한 PDO실의 Cog가 늘어진 피부조직을 당겨주어 깊은 주름을 개선하는데 탁월합니다. 또한, 처진 턱살을 끌어올려 갸름한 턱선과 얼굴의 V라인을 살려 완벽한 동안 페이스를 만드는데 효과적이며, 세포를 자극하여 혈액순환 및 신진대사를 촉진시켜 피부미백에도 좋습니다. 게다가 피부속에 수분을 진피쪽으로 끌어올려 피부가 촉촉하고 맑아져 피부홍조를 개선하는데 있어 도움을 줍니다.

 시술효과 부위 (눈아래주름, 이마주름, 팔자주름, 미간주름, 눈가주름, 처진볼, 입가, V라인, 마리오넷주름, 이중턱 등)

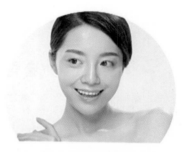

## 슈퍼V리프팅 효과

**01 피부탄력**
삽입된 실 주변으로 콜라겐과 엘라스틴이 형성되어 피부탄력이 되살아납니다.

**02 주름개선**
강력한 PDO실의 Cog가 늘어진 피부조직을 당겨주어 깊은 주름을 개선시킵니다.

**03 V라인**
처진 턱 주름을 끌어 올려 갸름한 턱선과 얼굴의 V라인을 살려 완벽한 동안 페이스로 돌아갑니다.

**04 피부미백**
삽입된 PDO실이 세포를 자극하여 혈액순환 및 신진대사를 촉진시켜 피부톤이 밝아집니다.

**05 피부홍조개선**
피부속에 수분을 진피쪽으로 끌어올려 피부가 촉촉하고 맑아집니다.

# 경제적 비용 + 효과 만족!
## 수술은 NO! 빠르고 확실한 리프팅!

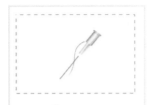

### 1 모노실
가장 기본적인 실리프팅으로
실의 개수와 비례하여
타이트닝 효과

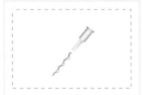

### 2 회오리실
팔자주름 등 꺼진 부위에
볼륨을 살려주고 떨어진
피부 탄력을 개선

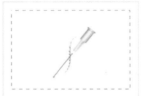

### 3 캐뉼라실
붓기나 멍 걱정없이
확실하게 당겨 주름과
처진 피부를 개선

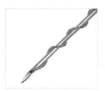

# 여우 리프팅 (슬림 코스실)

얇은 코그(돌기) 실로 효과적인 처진볼살 리프팅
기존 코그실들의 단점을 보완한 제 6세대 실리프팅 입니다.
실이 얇기때문에, 통증이 적고
　　　5분 내외로 시술이 간단하며, 부작용이 거의 없는 장점

360도 몰딩형 돌기 실로 피부 속에 들어갔을때 꺾임이나 이동이 적고
고밀도 양방향 돌기 실과 회오리 돌기실의
이중 리프팅 효과로 강력한 리프팅과 탄력개선 효과를 얻을 수 있다

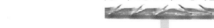

니들 안쪽 양방향 돌기실

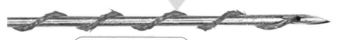

니들 바깥쪽 회오리 돌기실

# 리프팅/주름개선

| 슈링크 유니버스 리프팅 New 오로라 앰플3회<br>("콜레시스"사 명품 리프팅) 10 | | 4D 물방울 리프팅<br>(sonocare) | | 더블로 '골드'<br>리프팅 (HIRONIC) | |
|---|---|---|---|---|---|
| 300샷 25 | (더블(2개mode)슈링크 30) | 1회 | 27 | 1회 | 30 |
| 900샷 60 | (더블(2개mode)슈링크 70) | 3회 | 65 | 3회 | 70 |

| 듀얼 리프팅 : 슈링크150샷 + 4D물방울리프팅 | 1회 30 | 3회 75 |
|---|---|---|
| 트리플 리프팅 : 슈링크100샷 + 더블로100샷 + 물방울리프팅 | 1회 35 | 3회 80 |
| 쿼드 리프팅 : 더블슈링크100샷 + 더블로100샷 + 물방울리프팅 인기 | 1회 40 | 3회 85 |

**슈링크 유니버스 리프팅**
피부1.5~4.5mm깊이에 초음파에너지를 집속하여, 피부근막층을 강화시켜 리프팅 효과 및 피부 탄력 개선시킴. 늘어진 피부 쳐진 피부를 당겨주는 레이저

**4D물방울리프팅(소노케어)**
10MHz Nano Ulrasound를 표피부터 진피층까지 전달하여 피부결을 조여주고 저진살을 올려주며, 촉촉하게 수분 충전 및 트러블완화, "촉촉한 탄력 레이저"

**더블로'골드'리프팅**
고강도 집속 초음파 에너지를 피부 손상없이 진피층과 SMAS층에 전달하여 쳐어지거나 쳐진 피부를 올림. "세계일류 상품으로 선정됨"

## 팔자주름

| | |
|---|---|
| 슈링크 리프팅레이저 100샷 + 팔자필러(고가)1cc+ 리프팅보톡스 | 39 |
| 팔자필러(고가)2cc+ 리프팅보톡스 | 45 |
| 슈링크100샷 + 팔자필러(고가)2cc+ 리프팅보톡스 | 55 |

## 눈가주름

| | |
|---|---|
| 슈링크 리프팅레이저 100샷 + 눈가 리프팅보톡스 | 19 |
| 슈링크 리프팅레이저 100샷 + 슈퍼V실리프팅+ 눈가 리프팅보톡스 | 29 |

## 처진볼살 이중턱 - 레이저 리프팅

| | |
|---|---|
| 슈링크 리프팅레이저 200샷 + 턱보톡스 +윤곽주사 | 27 |
| 슈링크 리프팅레이저 300샷 + 턱보톡스 +vline주사 | 39 |
| 슈링크 리프팅레이저 600샷 + 턱보톡스 + vline주사 | 59 |

## 처진볼살 이중턱 - 슈퍼 여우실 리프팅     인기팩키지

| | |
|---|---|
| 슈퍼 여우실 리프팅 8줄 | 40 |
| 슈링크200샷 + 슈퍼여우실 8줄 + 리프팅보톡스 | 59 |
| 슈링크100샷 + 슈퍼여우실 10줄  +리프팅보톡스 | 65 |
| 슈링크100샷 + 슈퍼여우실 12줄 + 리프팅보톡스 | 75 |

## 얼굴전체 v 리프팅 (얼굴 잔주름, 피부탄력, 동안피부)     인기팩키지

| | |
|---|---|
| 수퍼v 실리프팅 얼굴 전체 | 35 |
| 수퍼v 실리프팅 얼굴 전체 + 얼굴 더마톡신(스킨보톡스) | 45 |
| 슈링크150샷 + 슈퍼v 실리프팅 얼굴전체 | 49 |

## 목 주름

| | |
|---|---|
| 슈링크 리프팅100샷 + 목 더마톡신(스킨보톡스) | 30 |
| 슈링크 리프팅300샷 + 목 더마톡신(스킨보톡스) | 40 |
| 슈링크 리프팅300샷 + 목 더마톡신+목 굵은주름필러1cc(고가) | 58 |

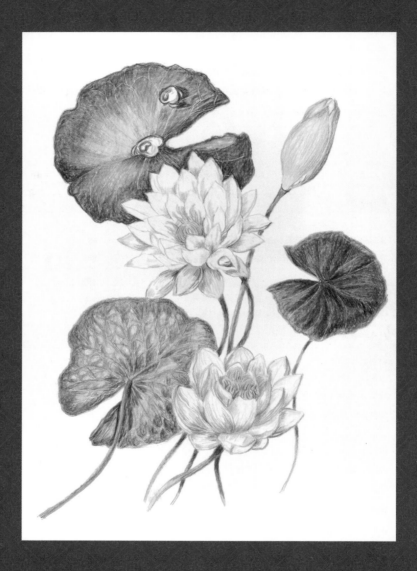

이호직 作

# PART 2
# 피부과

## CHAPTER 5

# 깨끗하고 탱탱하고 건강한 피부 – 레이저 시술

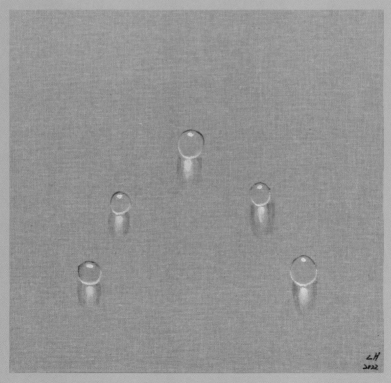

| 이호직 作

# 기미, 주근깨, 점, 잡티, 검버섯 치료 –
# 다양한 레이저를 이용하여 꾸준히 받아야!

피부에는 다양한 색소가 생긴다. 피부 얕은 층에 있는 점과 잡티를 비롯하여 눈과 코 주변 작은 여러 개의 점처럼 생기는 주근깨, 광대 쪽에 경계가 불명확하게 피부 깊은 곳에 생기는 기미, 커다란 갈색을 띠는 검버섯 등 다양한 깊이로 여러 가지 모양을 하고 있다. 피부 색소는 이처럼 다양하게 여러 층에 걸쳐 있다. 색소 레이저는 레이저마다 파장이 다르고 피부에 도달하는 깊이가 다르다. 따라서 다양한 레이저를 사용하여 여러 층을 공략해야 뛰어난 색소 치료 효과를 볼 수 있다. 색소는 레이저 치료 한 번으로 없어지지 않기 때문에 여러 차례 꾸준하게 받아야 한다. '다양한 여러 종류의 레이저를 이용하여 여러 차례 꾸준히'가 색소 치료의 원칙이라고 할 수 있다.

# ∞ 큐스위치 Nd YAG 레이저 - 헬리오스3

큐스위치 레이저는 표피 또는 진피 색소 병변, 다양한 색상의 컬러 문신, 어둡고 칙칙한 안색을 밝게 한다. 흔히 '토닝 레이저'로 불리며 피부과에서 가장 많이 사용하는 레이저다. 주변 조직 손상 없이 색소만 선택적으로 제거하므로 레이저 치료 시 특별한 통증이 없고 시술 후 상처나 후유증이 없다. 보통 1~2주 간격으로 5~10회 패키지 프로그램으로 진행되며 자극이 적어 다른 레이저 시술과 복합적으로 병행하는 경우가 많다. 2가지 파장을 사용하는 레이저로서, 1,064nm 파장은 검은색 외 어두운 색상의 문신 또는 진피 색소 병변 치료 시 사용되며, 532nm 파장은 빨간색 외 밝은 색상의 문신 또는 표피 색소 병변 치료 시 사용된다. FR(Free Running) 모드는 1,064nm 파장에서 에너지를 $300\mu s$의 펄스 폭으로 조사하여 콜라겐 재생과 피부 리프팅 효과를 볼 수 있다. RTP(Real Twin Pulse) 모드는 1,064nm 또는 532nm 파장에서 기존의 레이저보다 낮은 250mJ 에너지를 $100\mu s$의 시간 간격으로 2번 조사하여 레이저의 침투 깊이는 증가시키되 자극이나 부작용을 최소화하여 치료 효과를 높이는 방식이다.

# 헬리오스 III 4G 토닝

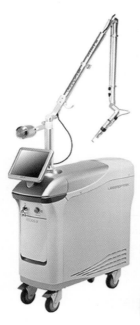

국내외 최고의 기술진이 개발한
세계 유일의 FRACTIONAL
Q-SWITCHED
ND:YAG LASER HELIOS III 4G토닝

일반적인 레이저 토닝은 단일파장(1064MM)으로
1-2가지 모드(BLACK/BLUE)로만 시술을 하였기
때문에 다양한 깊이에 자리잡은 색소를 치료하는데
치료기간이 길고, 사람에 따라서는 레이저토닝의
효과를 보지 못하는 경우들도 있었습니다. 하지만
헬리오스4G토닝은 2가지 파장(1064MM/532MM)
을 4가지 모드로 시술을 하여 다양한 깊이의 색소를
효과적 으로 치료할 수 있기 때문에 시술기간이
짧아지는 것은 물론 치료효과 면에서도
차별화된 레이저 토닝 이라고 할 수 있습니다.

## 헬리오스의 차별성

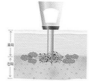

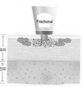

1st G - BLACK Toning    2nd G - BLUE Toning    3rd G - RED Toning    4th G - GREEN Toning

## BLACK 토닝 (1064nm)
일반적인 레이저 토닝 방식으로 표피와 진피사
이에 자리잡은 색소를 치료하게 됩니다.

## RED 토닝 (1064nm)
헬리오스의 특허 기술인 Fractional 모드로 진피
층에 자리잡은 색소치료에 효과적일 뿐만 아니
라 일반 레이저 토닝에 비해 통증이 적어서 시술
의 두려움을 줄여줍니다.

## GREEN 토닝 (532nm)
헬리오스의 특허기술인 Fractional 모드로 표피
층에 자리잡은 색소를 부작용없이 치료합니다.

## BLUE 토닝 (1064nm)
일반적인 레이저 토닝 방식으로 표피와 진피사
이에 자리잡은 색소를 치료하며 BLACK 토닝보
다 조금 더 깊게 자리잡은 색소를 치료하게 됩
니다.

# ∞ 롱펄스 레이저 - 악센토N

악센토N 레이저는 755nm 롱펄스 Alexandrite와 1,064nm 롱펄스 Nd YAG의 듀얼 파장이 장착된 레이저로서 색소 질환뿐만 아니라 제모, 혈관, 피부 재생까지 복합적인 병변을 1대의 장비로 동시 치료가 가능하다. 755nm 파장은 높은 멜라닌 흡수율로 제모에 효과적이며, 색소 병변 치료에도 효과적이다. 1,064nm 파장은 진피층을 자극하여 콜라겐 리모델링을 통해 피부를 재생시키며, 혈관성 병변 치료에 효과적이다. 시술 시 냉매 가스가 나와 순간적으로 피부를 얼려 통증을 감소시키는 쿨링시스템이 탑재되어 마취 없이 시술할 수 있으며, 통증이나 부작용을 최소화해 준다.

10~20분 안팎의 짧은 시술 시간이 소요되고 시술 직후 피부가 약간 붉어질 수 있으나 1~2일 이내로 가라앉으며 회복 기간이 짧아 일상생활에 지장을 주지 않는다. 기미, 검버섯, 주근깨, 흑자, 잡티 등 색소성 병변에 효과적이며, 통증 없이 점 빼기도 가능하다. 피부탄력, 리프팅, 모공축소, 홍조, 모세혈관 확장증, 주사코 등 혈관성 병변에도 효과적이다. 제모의 경우 쿨링시스템으로 마취 없이 바로 시술할 수 있고, 비접촉 방식으로 진행되므로 위생적인 시술이 가능하다.

# 듀얼 악센토N

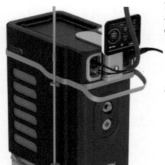

제모·색소질환·혈관질환·피부재생·색소병변·점.쥐젖

755nm 파장으로 높은 멜라닌 흡수율을 가지고 있으며 색소 치료에 효과가 좋으며, 색소질환 뿐 아니라 제모, 혈관, 피부재생까지 복합적인 병변을 악센토 장비로 동시에 치료할 수 있습니다.

## 치료 효과

주근깨, 점, 검버섯, 잡티 등과 같은 **피부 색소를 한 번에 해결 가능** ▮

제모 시 장착된 냉각 스프레이로 **부작용과 통증이 적음** ▮

**시술 시간이 빠르며 비접촉식으로 위생적** ▮

**혈관의 열응고 반응으로 혈관을 치료하는 원리를 이용** ▮

**모세혈관 확장증이나 여드름 붉음증 개선에 도움.** ▮

## ∞ CO2 레이저 - U Pulse

U Pulse 레이저는 CO2 레이저 중 100W 튜브를 사용한 고출력 CO2 레이저로, 대다수 저출력 레이저에서 구현할 수 없는 다양한 시술이 가능하다.

먼저, FRX 프락셔널 모드는 피부 심부 진피층까지 레이저빔이 조사되며 동시에 피부 표피와 진피에 인위적으로 정교한 열 손상을 주는 방식이다. 들어간 레이저빔은 진피층 속까지 미세한 구멍을 만들고 상처의 자가 회복기능을 유도해 피부 재생을 돕는다. 주름 및 탄력 개선, 흉터 완화, 모공축소, 부드러운 필링, 잔주름

개선 효과가 생긴다. 레이저빔의 열에너지로 피부 표피에 있던 각종 작은 색소가 제거되어 피부톤이 밝아지게 된다.

CO2 Surgical 모드는 CO2 분자의 회전과 진동을 통해 10,600nm 파장을 가진 레이저로 조직의 수분에 흡수되는 성질을 이용한다. 피부조직에 레이저 광선을 조사하면 빛 분자가 열에너지로 전환되어 피부조직의 수분이 기화됨으로써 불필요한 피부병변이 제거된다. 점, 티눈, 사마귀 및 검버섯 제거에 흔히 사용되고 외상 후 흉터나 여드름, 수두 흉터 제거, 쥐젖, 비립종 및 한관종, 피부 종양 제거도 가능하다.

U Pulse 레이저는 고출력과 울트라펄스 기술로 부작용을 최소화한 장비다. 울트라펄스란 CO2 레이저의 파장을 매우 짧게 조사하여 주변 조직의 손상을 줄이면서 피부를 뚫을 수 있는 펄스다. 울트라펄스와 높은 피크 파워를 통해 피부에 열 손상을 최소화하여 착색, 흉터 같은 부작용을 줄일 수 있다. 환자는 시술 시 통증을 덜 느끼고 빠르게 회복된다.

일반적으로 1회만으로도 효과가 있지만, 피부 상태와 유형에 따라 보통 2~4주 간격으로 3~5회 시술을 권장한다. 바로 세안, 화장 등 일상생활이 가능하나 시술 후 당일은 될 수 있으면 햇빛이나 목욕을 피하는 것이 좋다. 시술 부위에 생기는 작은 딱지는 보통 5~7일 후 자연스럽게 떨어진다. 야외에 나갈 때는 꼭 자외선 차단제를 사용해야 하며, 지나친 운동이나 자극을 피해야 한다.

피부 재생을 돕는 재생크림을 자주 발라 충분히 영양과 수분을 공급하는 것이 좋다. 재생테이프는 최소 2달 이상 가급적 오랜 기간 사용하는 것이 좋다. 재생테이프를 오래 사용하면 착색, 흉터, 재발을 방지할 수 있다.

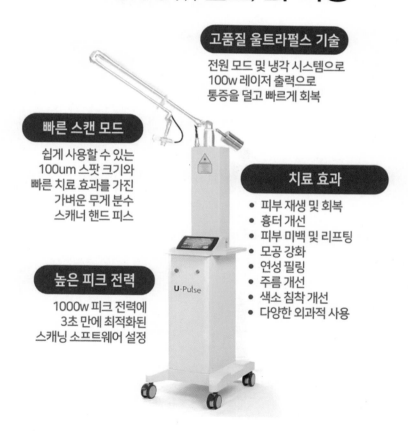

# U-Pulse(유펄스)의 특징

**고품질 울트라펄스 기술**

전원 모드 및 냉각 시스템으로
100w 레이저 출력으로
통증을 덜고 빠르게 회복

**빠른 스캔 모드**

쉽게 사용할 수 있는
100um 스팟 크기와
빠른 치료 효과를 가진
가벼운 무게 분수
스캐너 핸드 피스

**높은 피크 전력**

1000w 피크 전력에
3초 만에 최적화된
스캐닝 소프트웨어 설정

**치료 효과**

- 피부 재생 및 회복
- 흉터 개선
- 피부 미백 및 리프팅
- 모공 강화
- 연성 필링
- 주름 개선
- 색소 침착 개선
- 다양한 외과적 사용

## ∞ Jeisys CELLEC 레이저

CELLEC은 여러 파장의 광선으로 다양한 피부질환을 치료하는 레이저다. 피부흡수도가 각각 다른 8개의 교체형 필터를 이용하여 여러 파장의 레이저로 피부질환을 치료하게 된다.

500, 530nm 파장은 혈관 문제 개선에 특화된 파장이다. 피부 아래 있는 혈관에 레이저가 흡수되어 불필요한 혈관이 파괴된다. 홍조 감소, 피부 붉음증 개선, 주사 피부 개선 효과가 있다. 560, 590, 640nm 파장은 피부 얕은 층에 있는 멜라닌 색소에 반응하여 색소를 분해한다. 주로 잡티나 주근깨, 점을 없애며, 피부톤 균일화에 효과적이다. 420nm 파장은 피부의 세포 대사와 콜라겐 생성을 촉진하여 피부 재생과 염증 감소를 도와준다. 여드름 피부, 모낭염 등 피부염증 치료에 주로 사용된다. 700nm 파장은 제모에 사용된다. 레이저가 털 뿌리 깊이까지 들어가 모근, 모낭을 파괴한다. 주로 얼굴 수염 제모와 팔다리 제모, 겨드랑이 제모에 사용된다.

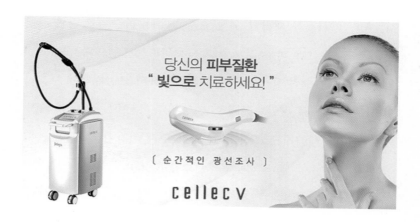

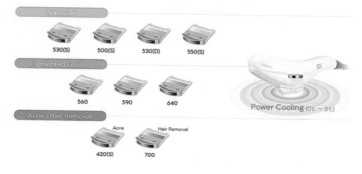

## ∞ 토너브 레이저

토너브는 760, 1,064nm 2가지 파장과 줌, 스캐너 2가지 핸드피
스를 가진 장비이다.

4가지 조합에 따라 다양한 시술이 가능하다. 760nm 파장으로

점, 사마귀, 쥐젖을 제거할 수 있고, 1,064nm 파장은 기미와 같은 깊은 색소 개선과 피부 리프팅에 사용된다. 줌 핸드피스는 표피 자극을 줄이는 쿨링시스템을 이용해 피부표면을 안전하게 보호하여 적은 통증으로 편안한 시술이 가능하다. '아이스 무통 점 빼기'라고 불리는 레이저는 조사될 때 마취 냉매 가스가 나와 통증 없는 시술이 가능하다. 스캐너 핸드피스는 4*4cm 면적에 64샷 레이저가 일정한 간격으로 균등하게 조사되어 빠른 시술이 가능하다. 얼굴 전체 피부톤 개선과 탄력 개선을 스캐너 핸드피스를 사용하여 일반 다른 레이저와 비교해 빠른 속도로 더욱더 효과적으로 시술할 수 있다.

## 토너브 레이저

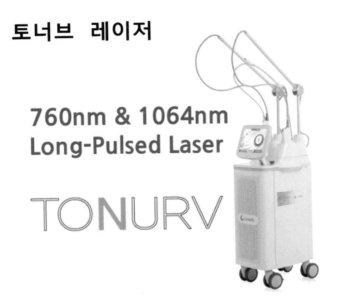

760nm & 1064nm
Long-Pulsed Laser

TONURV

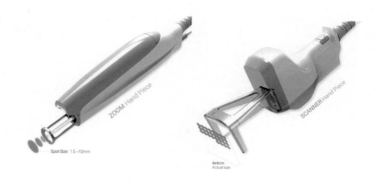

## 01
### 적은 통증

자체 쿨링가스가 탑재되어 있어
**적은 통증으로 토너브 토닝 시술**이 가능합니다.

## 02
### 빠른 시술시간

레이저 한번 **조사시 64샷(4*4cm)이 조사**되어
**빠르게 시술** 받을 수 있습니다.

## 03
### 넓은 시술부위

스캐너 타입 (4*4cm)으로 **넓은 시술이 가능**합니다.

## 04
### 바로 생활가능

시술 후 딱지가 생기지 않고 **당일세안과 화장이**
**가능**하며 일상생활에 지장이 적습니다.

# 색소, 탄력

기미,주근깨,잡티,색소,홍조,피부탄력    VAT별도

| 기본 *(홀수 주 레이저, 짝수 주 관리)* (IPL or 토닝) | | 6회 | 10회 |
|---|---|---|---|
| 1. 홀수주 클랜징+ 레이저 + 진정관리<br>짝수주 클랜징+ 재생관리 | | 26 | 43 |
| 2. 홀수주 클랜징+ 레이저 + 진정관리<br>짝수주 클랜징+ 미백관리 | | 30 | 48 |
| 3. 홀수주 클랜징+ 레이저 + 진정관리<br>짝수주 클랜징+ 백옥 산소캡슐 | | 34 | 53 |
| 4. 홀수주 클랜징+ 레이저 + 진정관리<br>짝수주 클랜징+ 산소필 산소캡슐 | | 38 | 58 |
| 5. 홀수주 클랜징+ 레이저 + 진정관리<br>짝수주 클랜징+ white 미스트 산소캡슐 | 인기팩키지 | 40 | 63 |
| 6. 홀수주 클랜징+ 레이저 + 진정관리<br>짝수주 클랜징+ 이지톡필 | | 42 | 67 |
| 7. 홀수주 클랜징+ 레이저 + 진정관리<br>짝수주 클랜징+ (백옥주사+미백) or 고주파 | | 44 | 69 |

| 기본 프리미엄 *(홀수 주 레이저, 짝수 주 관리)* (IPL or 토닝 or 롱IPL or Alex토닝 or 롱제네시스 or 제네시스 or 프락셀 or 슈링크) | | 6회 | 10회 |
|---|---|---|---|
| 1. 홀수주 클랜징+ 레이저 + 진정관리<br>짝수주 클랜징+ 재생관리 | | 34 | 55 |
| 2. 홀수주 클랜징+ 레이저 + 진정관리<br>짝수주 클랜징+ 미백관리 | | 38 | 60 |
| 3. 홀수주 클랜징+ 레이저 + 진정관리<br>짝수주 클랜징+ 백옥 산소캡슐 | | 42 | 65 |
| 4. 홀수주 클랜징+ 레이저 + 진정관리<br>짝수주 클랜징+ 산소필 산소캡슐 | 인기팩키지 | 46 | 70 |
| 5. 홀수주 클랜징+ 레이저 + 진정관리<br>짝수주 클랜징+ white 미스트 산소캡슐 | | 50 | 75 |
| 6. 홀수주 클랜징+ 레이저 + 진정관리<br>짝수주 클랜징+ 이지톡필 | | 53 | 80 |
| 7. 홀수주 클랜징+ 레이저 + 진정관리<br>짝수주 클랜징+ (백옥주사+미백) or 고주파 | | 56 | 85 |

| 엠플 추가 (레이저 시술 후 도포) | 3회 | 5회 | 10회 |
|---|---|---|---|
| 1번 앰플(연어)<br>재생,잔주름 | 12 | 18 | 36 |
| 2번 앰플(연어+백옥)<br>재생,잔주름+미백 | 14 | 20 | 38 |
| 3번 앰플(연어+백옥+물광)<br>잔주름,재생+미백+보습 | 15 | 23 | 40 |

## 권장 팩키지

기본 3팩키지 6회
+
"3번 앰플" 3회

49

# 색소, 탄력

기미,주근깨,잡티,색소,홍조,피부탄력  VAT별도

| 집중    (IPL or 토닝) 매번 레이저+관리 동시에 | 5회 | 10회 |
|---|---|---|
| 1. 레이저 + 진정/재생관리 | 40 | 79 |
| 2. 레이저 + 미백관리 | 45 | 88 |
| 3. 레이저 + 백옥 산소캡슐 | 50 | 98 |
| 4. 레이저 + 산소필 산소캡슐 | 55 | 108 |
| 5. 레이저 + white 미스트 산소캡슐 | 60 | 115 인기팩키지 |
| 6. 레이저 + 이지톡필 | 65 | 122 |
| 7. 레이저 + (백옥주사+미백)or 고주파 | 70 | 129 |

| 집중 명품 매번 레이저+관리 동시에<br>(IPL or 토닝 or 제네시스 or 프락셀 ) | 5회 | 10회 |
|---|---|---|
| 1. 레이저 + 진정/재생관리 | 49 | 98 |
| 2. 레이저 + 미백관리 | 55 | 108 |
| 3. 레이저 + 백옥 산소캡슐 | 60 | 115 |
| 4. 레이저 + 산소필 산소캡슐 | 65 | 122  인기팩키지 |
| 5. 레이저 + white미스트 산소캡슐 | 70 | 129 |
| 6. 레이저 + 이지톡필 | 75 | 136 |
| 7. 레이저+(백옥주사+미백)or고주파 | 80 | 143 |

| 집중 프리미엄 매번 레이저+관리 동시에<br>(IPL or 토닝 or 통IPL or Alex토닝 or 통제네시스 or 제네시스 or 프락셀 or 슈링크) | 5회 | 10회 |
|---|---|---|
| 1. 레이저 + 진정/재생관리 | 55 | 108 |
| 2. 레이저 + 미백관리 | 60 | 115 |
| 3. 레이저 + 백옥 산소캡슐   인기팩키지 | 65 | 122 |
| 4. 레이저 + 산소필 산소캡슐 | 70 | 129 |
| 5. 레이저 + white미스트 산소캡슐 | 75 | 136 |
| 6. 레이저 +이지톡필 | 80 | 143 |
| 7. 레이저+(백옥주사+미백)or고주파 | 85 | 149 |

| 엠플 추가           3회 5회 10회<br>(레이저시술후 도포) | 권장    팩키지 |
|---|---|
| 1번 앰플(연어)        12  18  36<br>재생,잔주름 | 집중 프리미엄 3팩키지 5회<br>+<br>"3번 앰플" 5회<br>**88** |
| 2번 앰플(연어+백옥)    14  20  38<br>재생,잔주름+미백 | |
| 3번 앰플(연어+백옥+물광) 15  23  40<br>잔주름,재생+미백+보습 | |

# 여드름 염증 치료,
# 흉터 치료

    여드름은 사춘기 학생에게 주로 생기며 얼굴에 여러 개의 피지를 동반한 만성 염증성 병변으로 나타난다. 화농성 고름과 피지가 많고 후유증으로 오목한 흉터 또는 확대된 흉터를 남기기도 한다. 피지선이 많은 얼굴이나 두피, 목, 앞가슴에 많이 생기며 털이 있는 모낭의 피지선에 염증이 생긴다. 대개 가족력이 있고 사춘기 호르몬 변화가 영향을 주며 과도한 세정제 사용, 만지거나 문지르는 자극이 여드름의 악화 원인이 될 수 있다.

    여드름을 내버려두면 염증이 심해져 화농성 종기가 되어 검붉은 피부 착색이 생기며, 고름화된 부위가 패어 흉터가 영구히 남게 된다. 즉 피부에 착색과 흉터가 남기 때문에 여드름 치료를 적극적으로 하여 후유증을 최소화해야 한다.

    병원에서는 우선 항생제를 사용한다. 복용 약과 바르는 약 항생제를 써서 염증을 줄이고, 피지분비를 줄이는 이소트레티노인 성분의 '트레틴연질캡슐' 복용으로 여드름을 개선한다. 이소트레티노인 성분의 약은 가임기에 기형아를 유발할 수 있으므로 주의 깊은 처방이 필요하다.

피부염증을 줄이기 위해 약물을 피부에 도포하는 피부관리를 할 수 있다. '키오머+, 더마Z'는 병·의원 전용 피부관리로 실비 청구가 가능해 부담 없는 비용으로 받을 수 있다. 피부가 빨갛고 고름이 생기는 염증성 피부염에 특히 효과가 좋고, 건조해 각질이 생기거나 가려운 자극성 피부를 완화해 준다. 즉 여드름이나 모낭염, 피부 홍조, 각질, 가려움 등 문제성 피부를 좋아지게 하며 피부 보습 및 탄력을 개선한다.

블랙헤드와 화이트헤드처럼 피부에 딱딱한 피지가 많을 때는 심부 압출을 통해 제거해야 한다. 딱딱한 피지 덩어리인 면포가 많으면 모공을 막고 염증을 유발해 여드름을 재발, 악화시킨다. USA Englewood사의 Super X lotion은 모공 속 깊이 박혀 있는 딱딱하고 오래된 면포를 녹여준다. 피지가 많으면 Super X lotion을 바르고 압출기를 사용하여 피지를 제거하는 심부 압출이 필요하다.

염증이 심할 경우 항생제 복용뿐 아니라 레이저 치료를 병행하여 치료 기간을 단축할 수 있다. 셀렉IPL은 420~880nm의 넓은 파장대의 레이저빔을 사용하여 염증균을 죽이고, 붉음증을 완화시킨다. 여드름 염증뿐만 아니라 주근깨, 잡티와 같은 색소 치료, 혈관 확장에 의한 안면홍조 치료 등 복합적인 맞춤형 치료가 가능하다.

여드름과 염증 치료는 카프리 레이저, 애플 레이저가 대표적이다. 카프리, 애플 레이저는 수분과 유분에 흡수가 잘되는 1,450nm 파장 레이저를 사용하여 여드름의 주된 원인인 피지선의 피지분비와 염증반응을 줄인다. 또 유·수분에 흡수된 열이 진피 자극 및 콜라겐 리모델링을 도와 모공축소, 흉터, 탄력 개선, 피부 화이트닝에 도움을 준다. 피부 상층의 여드름균, 박테리아 같은 세균을 통증 없이 살균하여 화농성 여드름 치료뿐 아니라 감염성 피부염에도 사용할 수 있다.

광역동치료(Photodynamic Therapy: PDT)로 불리는 광선 치료도 여드름 치료에 도움을 준다. 여드름균에 특징적으로 반응하는 광분해 물질이 있는 특수 시트팩을 얼굴에 붙인 후, 헬륨 레이저를 조사한다. 광분해 물질과 헬륨 레이저가 만나면 여드름균을 사멸시키는 작용이 생겨 여드름이 좋아진다.

여드름이 심하게 생기면 피부에 울퉁불퉁한 흉터가 생긴다. 이러한 여드름 흉터를 치료하기 위해서는 $CO_2$ 레이저, 프락셀 레이저가 필요하다. 피부에 도장이 찍힌 것처럼 날카롭게 파인 박스형 흉터나 송곳에 찔린 것 같은 송곳형 흉터가 있으면, 흉터의 날카로운 예각을 $CO_2$ 레이저로 깎아 부드럽게 만들어 흉터가 덜 도드라져 보이게 한다. 프락셀 레이저는 미세한 광선으로 쪼개진 마이크로빔을 피부에 조사하여 콜라겐 재생을 유도하고, 피부조직을 수축시켜 흉터를 당겨서 펴는 효과가 생긴다. 여드름 흉터가 있으면 CO2 레이저와 프락셀 레이저를 여러 번 지속해서 받으면 흉터가 재생되고 개선된다.

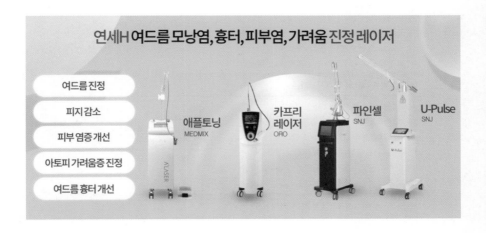

# 여드름

VAT 별도

## 여드름 염증 패키지(4회)　　　　　　32 (36 심부압출시)

1차 압출+염증주사+셀렉IPL
2차 압출+염증주사+PDT+헬륨 레이저
3차 압출+염증주사+셀렉IPL
4차 압출+염증주사+PDT+헬륨 레이저

## 여드름 흉터 패키지(4회)　　　1set : 32　　　2set : 60

1차 Finexel프락셀+진정관리+재생관리
2차 고주파관리 + 국소 Finexel프락셀+진정관리
3차 Finexel프락셀+진정관리+재생관리
4차 고주파관리 + 국소 Finexel프락셀+진정관리

## 여드름 염증-흉터 패키지(6회)　　　인기팩키지　　45 (48 심부압출시)

1차 압출+염증주사+셀렉IPL
2차 압출+염증주사+PDT+헬륨 레이저
3차 압출+염증주사+PDT+헬륨 레이저
4차 Finexel프락셀+진정관리+재생관리
5차 고주파관리 + 흉터부위국소 Finexel프락셀+진정관리
6차 고주파관리 + 흉터부위국소 Finexel프락셀+진정관리

| 앰플추가 | 4회 | 8회 |
|---|---|---|
| 1번 앰플(연어)재생,잔주름 | 14 | 25 |
| 2번 앰플(연어+백옥) +미백 | 15 | 28 |
| 3번 앰플(연어+백옥+물광) +보습 | 16 | 30 |

## "프리미엄" 여드름 염증-흉터 팩키지 (6회)　NEW　　57 (60 심부압출시)

1차 압출+염증주사+셀렉IPL
2차 압출+염증주사+(카프리or애플 레이저)
3차 압출+염증주사+(카프리or애플 레이저)
4차 Finexel프락셀+진정관리+재생관리
5차 고주파관리 + 흉터부위국소 Finexel프락셀+진정관리
6차 고주파관리 + 흉터부위국소 Finexel프락셀+진정관리

**병원 전용**
여드름 클랜징(DeAc Foam) 2
여드름 크림(DeAc Cream) 3.5

---

**셀렉 IPL**
다양한 넓은 파장대의 레이저를 조사하여 염증균을 사멸시키고, 붉음증을 완화시킴, 여드름 뿐만 아니라 미백화이트닝 효과도 있음

**Acne-IPL**
넓은 파장 중, 특히 여드름 균을 사멸시키는 파장대의 특수레이저빔을 이용하여 여드름을 치료하는 IPL

**PDT+헬륨레이저**
여드름균에 특징적으로 반응하는 광분해물질이 있는 특수 시트팩을 사용한 후, 광레이저 조사를 하여 여드름균을 사멸시킴

**카프리 레이저 / 애플레이저**　　NEW
1450 파장,Blue파장을 사용하여,
피부 자극과 염증을 개선시키는 프리미엄급 레이저

**고주파관리**
피부 심부에 열에너지를 전달하는 RET type 고주파기기.
피부탄력을 주어, 흉터를 개선시킴
**Finexel 프락셀**
프리미엄 울트라펄스 프락셀로서. 일반 프락셀에 비해 피부재생, 흉터개선, 잔주름개선, 피부미백에 효과적

**산소필 산소캡술(O2덤)**
고농도 산소와 음이온, 산소필링으로 세포재생 및 콜라겐합성을 유도, 트러블케어, 미백 보습관리

**심부압출(Super Extractor)**
블랙헤드 제거를 위해 오래된 피지를 녹이는 USA englewood사의 SuperX lotion을 사용하여 깊은곳의 피지를 제거

---

## 단회 여드름 프로그램　　　　　　　　　1회　　2회

| | 1회 | 2회 |
|---|---|---|
| 압출 + 염증주사 | 5 | 9 |
| 심부 압출(Super Extractor)+염증주사　블랙해드제거 | 7 | 13 |
| 압출 + 염증주사 + 셀렉IPL | 13 | 25 |
| 압출 + 염증주사 + PDT+염증부위국소acne-IPL | 15 | 28 |

# 탈모 치료 –
# 헤어셀

탈모는 스트레스로 인해 생기는 경우와 유전적으로 생기는 경우가 있다. 정신적, 육체적 스트레스 후에 생기는 탈모는 대체로 둥근 원형 모양으로 머리털이 빠져 원형탈모라고 한다. 원형탈모를 내버려두면 넓은 범위까지 탈모가 진행된다. 선천적으로 탈모 유전자로 인해 유전적으로 탈모가 생기는 경우는 앞머리가 M자 모양으로 없어지거나 정수리 쪽 머리털이 얇아지고 없어지는 경우가 많다. 이처럼 탈모는 여러 가지 원인으로 생길 수 있고 증상이 심해지기 전에 빠른 치료와 지속적인 꾸준한 관리가 필요하다.

탈모 치료의 기본원칙은 첫째, '치료는 마라톤'이다. 꾸준한 노력과 지속적인 관리를 해야만 발모 효과가 생기고 탈모를 막을 수 있다. 두 번째 '복합 치료와 시너지 효과'이다. 먹는 약, 바르는 약, 탈모 샴푸, 헤어셀S2 자기장 치료기 등 여러 가지 치료를 동시에 같이 해야 한다. 어느 1가지 방법만으로 충분한 효과를 볼 수 없으며 동시에 다양한 복합적인 치료를 통해 효과를 볼 수 있다.

MTS-미세침 치료는 작은 바늘을 이용해 두피에 물리적 자극을 주어 콜라겐 리모델링을 유도하고, 성장인자를 두피 속에 침투시킬 수 있는 통로를 만들고 성장인자가 주입되어 발모가 촉진된다. 두피 레이저는 $CO_2$-프락셀 레이저를 이용하여 두피에 레이저 자극을 주어 MTS와 같이 콜라겐 리모델링 및 두피 성장인자를 침투시켜 발모를 촉진한다. MTS보다 통증이 덜하고 발모를 촉진하는 효과가 더 좋다.

두피 성장인자는 모발 생성에 관여하는 성장인자(Growth Factor: GF)로서 FGF, VEGF, IGF, KGF, PDGF, SCF 등이 있고, 모낭 성장 촉진, 혈관 생성촉진, 세포 발달촉진, 탈모-두피 손상 최소화 등의 효과가 있다. MTS-미세침 치료나 두피 $CO_2$-프락셀 레이저 시술을 받고 나서 두피 성장인자를 두피에 바르면 피부 속으로 침투하여 탈모를 억제하고 발모가 되는 효과를 볼 수 있다.

헤어셀S2 탈모 자기장 치료기는 현재 캐나다, 미국, 일본, 뉴질랜드, 싱가포르, 멕시코 등 전 세계적으로 사용되고 있으며, ISO, CE마크 등 국제 인정 규격을 비롯하여 국내 식약처로부터 탈모 치료 부분에 안정성과 유효성을 인정받은 의료장비이다. 헤어셀S2는 세포 전기학 이론을 토대로 개발된 탈모 치료 장비로, 전자 기장을 이용하여 모낭 세포를 자극하여 세포 본연의 기능을 되돌

리고 탈모 치료와 증모를 유도하는 국내 최초의 탈모 치료용 의료 장비이다. 헤어셀S2는 남성형 탈모, 여성형 탈모, 항암 치료 중 탈모, 원형탈모 등 모든 탈모에 효과가 있으며, 모낭의 기능이 살아 있는 탈모 초기 그리고 젊은 환자에게 조기 사용 시 더욱 효과가 좋은 것으로 알려져 있다. 캐나다 British Columbia 대학에서 실시한 연구결과에 따르면 헤어셀S2로 치료를 시작하여, 36주 후 변화에 대한 비교에서 93.3%는 기준치보다 평균 66.1% 증모 효과가 나타났으며, 96.7%는 성장하거나 최소한 탈모 진행이 멈춘 것으로 나타났다. 헤어셀S2 시술 후 6~8주가 지나가면 탈모가 줄고, 모발의 가늘어짐이 개선되고, 15~18주가 지나면서 발모가 촉진된다. 시술받을 때 마취가 필요 없고 아프지 않으며, 10여 년간 전 세계적으로 시행된 200만 시술케이스에서 부작용이 보고되지 않고 있어 특히 안정성 측면에서 탁월한 치료법이다. 1주일에 한 번씩 약 12분 동안 전자기장을 두피에 조사하는 방식으로 진행되며 헤어셀S2와 함께 두피발모 성장인자, 탈모약, 탈모 샴푸 등 다양한 탈모 치료를 같이하면 뛰어난 효과를 볼 수 있다.

병원에서 처방하는 탈모약은 대개 3가지 종류로 호르몬 성분, 혈압약 성분, 모발영양제가 있다. 호르몬 성분의 약은 피나스테리드와 두타스테리드 성분이 있다. 탈모 유전력이 있을 때 많이 처방하며 모나드, 프로화, 네오다트, 아보다트 등 다양한 상품명의 약이 있다. 2가지 성분 모두 탈모 치료에 효과가 있는데, 두타스테리드 성분 약이 M자 탈모 같은 앞머리 탈모에 좀 더 효과가 좋은 것으로 알려져 있다. 이런 호르몬 성분의 약은 원래 전립선비대증 약으로 처음 개발되었던 약이며 의료진 판단하에 꼭 필요한 경우에만 사용한다. 그 외 미녹시딜 성분의 약도 탈모 치료제로 복용할 수 있다. 미녹시딜은 국내에서 혈압약으로 승인받았다. 미녹시딜의 알려진 약물 부작용 중 '다모증'이 있다. 약물 부작용인 털을 나게 해주는 부가적인 효과를 이용하여 탈모 치료를 하는 것이다. 먹는 약 미녹시딜은 혈압약으로만 승인받았지만, 두피에 바르는 미녹시딜 성분의 약은 정식 탈모약으로 승인받았다. 따라서 탈모 치료로 두피에 직접 바르는 미녹시딜을 사용할 수 있다. 모발영양제는 모근에 집중적으로 영양을 공급하여 머리털이 덜 빠지고, 힘이 생기며, 발모에 도움을 주는 역할을 한다. 모나에스, 마이녹실, 판토가, 케라민 등 다양한 제품들이 출시되어 있고, 오랜 기간 지속적인 복용이 필요하다.

병원에서만 구매할 수 있는 병·의원 전용 탈모 샴푸도 증상 개선에 도움을 준다. 병·의원 전용 제품은 모발 성장인자를 함유한 샴푸로서 모발의 퇴행기 지연 및 성장기 촉진 효과를 통해 모발을 더욱 건강하고 풍성하게 만들어 준다. 탈모 효과뿐 아니라 두피 붉은 기 감소, 가려움증 완화, 비듬 완화 효과도 볼 수 있다. 로하스메디 제약회사에서 나온 '메디올 플러스' 탈모 샴푸가 대표적이다.

탈모 치료의
원칙

- 탈모 치료는 마라톤
- 복합 치료로 시너지 효과
- 탈모약(호르몬 성분, 미녹시딜)
- 탈모 바르는 약, 모발영양제
- 병 · 의원 전용 탈모 샴푸('메디올 플러스')
- MTS-미세침 치료, 두피 $CO_2$ 프락셀 레이저
- 헤어셀S2 자기장 치료 + 두피 성장인자 도포

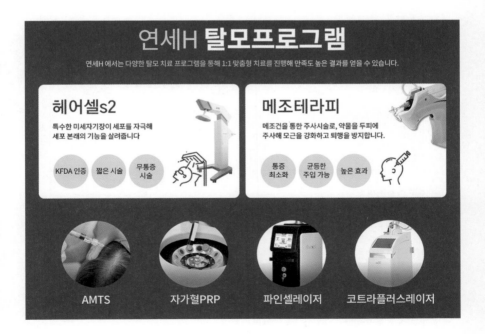

# 탈모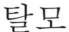

VAT별도

| 두피 탈모 프로그램 | 10회 |
|---|---|
| 1. MTS   + 두피성장인자 도포 + LED 레이저 | **49** |
| 2. 두피레이저 + 두피성장인자 도포 + LED 레이저 | **55** |

| 프리미엄 두피 탈모 프로그램 | 10회 |
|---|---|
| 3. MTS   + 프리미엄 두피성장인자 도포 + LED 레이저 | **59** |
| 4. 두피레이저 + 프리미엄 두피성장인자 도포 + LED 레이저 | **65** |

| 헤이셀S2+ 레이저+ 성장인자 팩키지 | 10회 |
|---|---|
| 1. 두피레이저 + 두피성장인자 + 헤어셀S2 자기장 레이저 | **79** |
| 2. 두피레이저 +프리미엄두피성장인자+ 헤어셀S2 자기장 레이저 | 89 |

## MTS (미세침 치료)
작은 바늘을 이용해 두피에 물리적 자극을 주어 콜라겐 리모델링을 유도하고, 성장인자를 피부 속에 침투시킬 수 있는 통로를 만들고 성장인자를 주입하여 발모를 촉진시킨다.

## 두피레이저
Co2-프락셀 레이저를 이용하여 두피에 레이저 자극을 주어 MTS 와 같이 콜라겐 리모델링 및 두피성장인자를 침투 시켜 발모를 촉진한다. MTS 에 비해 통증이 덜하고 발모를 촉진하는 효과가 더 좋다.

## 두피성장인자
모발생성에 관여하는 성장인자(Growth Factor : GF)로서 FGF, VEGF, IGF, KGF, PDGF, SCF 등 이 있고,모낭성장촉진, 혈관생성촉진, 세포발달촉진, 탈모-두피손상최소화 등의 효과가 있다. 프리미엄성장인자의 경우 보다 더 고농축, 고효과 인자이다.

## 헤어셀S2 자기장 레이저
MFDS인증 탈모치료 의료기기
전자기장을 이용해 모낭세포를 자극하여 증모 및 발모를 유도하는 국내최초 탈모치료용 의료장비. 탈모치료율**96.7%**

## 탈모 치료 시 주의사항

1. 두피탈모프로그램은 마라톤이다. 두피모발은 꾸준한 노력과 지속적인 관리를 해야만 발모효과와 탈모를 막을 수 있다. 인내력을 가지고 꾸준한 치료를 받자.

2. 먹는 약, 바르는 약, 탈모샴푸 등 복합치료를 같이 하면 시너지효과가 생긴다.

## 그외 다양한 탈모치료법

호르몬제(finasteride, Dutasteride), 미녹시딜정(Minoxidil)
두피영양약(마이녹실, 판토가, 케라민)
바르는약(미녹시딜액, 판시딜액)
탈모샴푸(GF-TM샴푸)

### 병원 전용 탈모샴푸
### "GF-TM Sampoo"
식약청 인증 샴푸
2.7

# 반영구화장과
# 문신 제거

    문신은 예전에 조직폭력배나 불량한 사람들이 하였지만, 최근엔 연예인뿐 아니라 일반인들도 개성의 표현으로 하는 경우가 많다. 심지어 학생들도 팔다리에 작은 문신을 하고 다니는 것을 볼 수 있다. 진료실에서 반영구화장술을 통해 그림을 그려주기도 하고, 레이저를 이용해 문신을 제거하기도 한다. 대체로 보면 나이 어린 10~20대 고객들이 문신한 유명 연예인과 닮고 싶은 모방 심리나, 호기심, 동료들과의 관계에서 좀 더 터프하고 강해 보이려고 문신을 하는 경우가 많다. 문신 제거를 위해 병원을 찾는 고객들은 대체로 30~40대로 결혼, 취업을 준비하는 시기에 흉측한 문신으로 불편은 겪은 사람들로서, "어릴 때 객기로 했는데 지금은 부끄럽고 후회된다"라며 레이저로 제거하길 원한다.

    문신은 정말 신중하게 해야 한다. 한번 피부에 들어간 색소는 레이저로 시술해도 100% 없어지지 않는다. 레이저 문신 제거는 비용도 많이 들고 레이저 시술 과정에서 피부에 상처와 흉터, 지워지지 않은 색소 자국 등 후유증이 생기는 경우가 많다.

눈썹이 흐리고 일부가 빠져 양쪽 눈썹이 비대칭일 때, 입술, 유두, 유륜이 상처로 인해 탈색되어 색상이 고르지 못할 때, 원형탈모, 정수리 탈모, M자 탈모처럼 머리털이 빠져 숱이 적어 보일 때 반영구화장술을 통해 필요한 부위에 색소를 넣어 보완할 수 있다. 문신은 바늘을 이용하여 피부의 깊은 층에 색소가 들어가기 때문에 시간이 지나도 없어지지 않고 검푸른 색으로 색이 변해 흉하게 된다. 반영구화장술은 문신과 달리 색소가 피부의 얕은 층에 들어간다. 따라서 시간이 지나면서 색소가 점차 없어지며 자연스러운 색상을 띄게 된다. 따라서 눈썹, 아이라인, 입술, 유두, 유륜, 흉터, 탈모의 경우 검푸른색으로 변하는 문신보다 반영구화장술을 통해 자연스러운 결과를 얻을 수 있다. 반영구화장은 색상이 자연스러운 장점이 있지만, 시간이 지나면 지워지기 때문에 색을 유지하기 위해서는 지속적인 리터치 시술이 필요하다.

문신과 반영구화장술은 바늘로 찔러 색소를 넣는 의료행위로 철저한 멸균 소독, 검증된 색소, 일회용 바늘 사용이 중요하다. 불법 문신소, 피부숍이 아닌 합법적인 의료기관에서 허가받은 의료인에게 시술받아야 한다. 병·의원은 살균·멸균 소독기와 발암물질이 포함되지 않은 검증된 색소를 사용하기 때문에 에이즈, 매독,

B형간염 같은 전염병 걱정 없이 안전하게 시술받을 수 있다.

# 문신 제거

| | 1회 | 3회 | VAT별도 |
|---|---|---|---|

문신 제거는 색소의 종류와 깊이에 따라 여러 차례 시술이 필요
깊이 들어간 색소는 제거를 여러 번 해도 다 빠지지 않을 수 있음

문신 제거 시술부위에 염증, 색소 침착 생길 수 있음
문신 제거 부위에 염증이 생기면, 항생제 복용과 드레싱이 필요함

| | 1회 | 3회 |
|---|---|---|
| 아이라인 일부제거 | 5 | |
| 눈썹문신 일부제거 | 5 | |
| 눈썹문신 전체제거 | 10 | 27 |
| 500원 동전크기 | 5 | 13 |
| 명함 크기 | 10 | 27 |
| 손바닥 크기 | 20 | 55 |

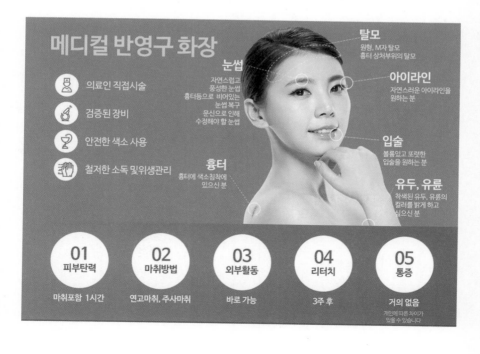

# 반영구화장

VAT별도

## 미용 반영구화장

| | |
|---|---|
| 눈썹 | 22 |
| 아이라인 | 17 |
| 입술 | 50 |

## 미용 반영구화장+ 제모

| | |
|---|---|
| 눈썹    +눈썹제모5회 | 27 |
| 눈썹+아이라인+눈썹제모5회 | 43 |

## 메디컬 반영구화장

| | |
|---|---|
| 유두, 유륜 | 70 |
| 원형탈모(지름 1cm 원형기준) | 30~ |
| M자 두피(부위 범위에 따라 상이) | 70~ |

### "병원" 반영구화장 차이점

1. 철저한 소독
2. 철저히 1회용품 사용
3. 색소의 안전성 – 공인된 색소 사용
4. 검증된 마취주사, 마취연고
5. "불법" 문신소, 피부샵 시술이 아닌
   "합법" 의료기관에서의 의료시술
6. 의료인-원장 직접 시술

(원장 : 대한 반영구화장 의학회 정회원)

### 주로 진료시간 이후, 토요일, 일요일 예약제 운영

**3주이내 리터치시**
50% 가격인하

**2번째 재시술시**
10% 가격인하

### 반영구화장 시 주의사항

1. 반영구화장은 지워지는 화장 이다 문신과 달리 지워지며, 가역적이다. 시술 직후부터 비대칭적으로 일부부위부터 전체적으로 조금씩 지워져서 1~2년 정도면 색이 거의 다 없어진다. 지속적인 리터치가 필요

2. 시술 후 1주간 시술부위에 물이 안 닿는 것이 좋고, 처방약과 재생크림, 항생제연고를 수시로 잘 바르자

3. 재생크림을 수시로 바르면, 촉촉히 보습이 유지되어 탈각 및 색소의 지워짐이 늦어져, 반영구화장이 오래 지속된다

### 병원 전용 재생크림

Epiderm PLUS

2

## CHAPTER 6

# 이런 것도
# 레이저 치료로?

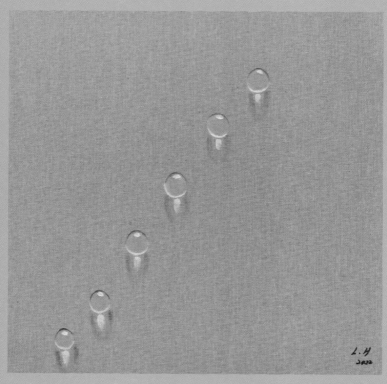

| 이호직 作

# 대상포진 –
# 레이저 치료로 빠른 회복을

심한 스트레스나 육체적으로 피로한 후 옆구리 쪽에 물집을 동반한 붉은색 발진이 생기면서 욱신욱신 통증이 생기면 대상포진을 의심할 수 있다. 대상포진은 어렸을 때 수두에 걸린 적이 있는 사람이 몸속에 수두바이러스가 잠복해 있다가 면역력이 떨어졌을 때 다시 바이러스가 활동하여 피부에 수포성 발진과 통증을 유발하는 질환이다. 대체로 옆구리 쪽에 생기지만 얼굴이나 팔다리, 사타구니 등 피부 어디에든 생길 수 있다. 팔다리에 생겼을 경우 팔다리가 뻐근하고 근육통과 같은 증상이 생기고, 사타구니 주변에 생기면 소변과 대변을 보는 것이 어렵거나 요실금, 변실금처럼 배뇨, 배변 장애가 생길 수 있다. 눈 주변에 생기면 시력이 떨어지고 입 주변에 생기면 말하거나 음식을 씹는 것에 문제가 생기는 등 생기는 위치에 따라 후유증과 기능장애가 생길 수 있다. 대상포진은 치료하더라도 치료 후 주기적으로 찌릿찌릿한 통증이 느껴지는 신경통 증상이 오랜 기간 지속하거나 피부에 흉터가 남을 수 있다.

따라서 대상포진의 이러한 후유증을 최소화하기 위해서 빠른 진단과 집중적인 치료가 필요하다. 대상포진을 치료하기 위해서는 항바이러스 복용이 우선이다. 항바이러스제는 1세대, 2세대, 3세대 약이 있고 3세대 약이 가장 최근에 출시되었고 효과가 뛰어나다. 항바이러스약과 더불어 증상에 따라 통증을 감소시키는 진통소염제와 스테로이드제를 먹을 수 있다. 통증이 오랜 기간 지속되고 조절이 안 되면 항전간제와 같은 신경병성 통증 치료제를 사용하기도 한다. 또한, 특정 부위에 통증이 심할 경우 통증을 낮추고 염증반응을 줄이는 목적으로 피부병변 직접 국소약물 주사치료를 할 수 있다. 항생제와 진통소염제, 항바이러스약, 영양제를 혼합한 수액을 맞아 전신 치료도 할 수 있다.

대상포진의 증상을 완화하고 치료 기간을 단축하기 위해 여러 가지 레이저 치료를 할 수 있다. 스마트룩스 프로(Smartlux Pro)는 4가지 특정 파장을 이용하여 질병을 치료하는 의료용 저출력 레이저이다. 저자극 LED 빛 에너지를 조사하는 방식으로 치료하기 때문에 시술하는 동안 통증이 없다. Blue(420nm) 파장은 살균, 소독으로 염증성 병변을 개선한다. Yellow(585nm) 파장은 혈액 순환을 도와주어 부종, 멍, 혈관 병변 치료에 효과적이다. Red(635nm)

파장은 세포 재생을 촉진하여 피부 재생, 상처 회복을 돕는다. IR(830nm) 파장은 염증 감소 효과를 나타내어 항염 작용과 통증을 완화한다. 스마트룩스 프로는 시술 시간이 5분 정도 소요되고 대개 7회 정도로 받게 된다. 증상이 심할 경우 10회 이상 받기도 한다. 레이저 시술은 보험 적용이 되어 5,000원 미만의 부담 없는 비용으로 시술받을 수 있다.

또 다른 레이저로 카프리(Capri) 레이저나 애플(A+Laser) 레이저 시술을 통해 염증반응을 완화해 대상포진을 빠르게 치료할 수 있다. 피부염증 개선에 도움을 주는 1,450nm 파장을 사용하는 다이오드 레이저로서 살균 효과를 통해 대상포진에 의한 피부염증반응을 완화한다. 대상포진의 염증반응을 개선시켜 줄 뿐만 아니라, 포진이 생겼던 부위가 검붉게 착색되는 흉터를 완화하고 피부톤을 개선하는 미용 효과도 볼 수 있다. 하지만 카프리 레이저나 애플 레이저는 비급여 시술로서 보험 적용이 되지 않고 1회 시술에 1~2만 원 정도 비용이 발생한다.

대상포진을 예방하고 재발을 막기 위해선 예방백신을 맞는 것이 꼭 필요하다. 영국이나 독일, 캐나다 등 주요 선진국에서는 대상포진 백신을 국가 필수 접종에 포함해 무료로 접종하고 있다. 하지만 우리나라는 국가 필수예방 접종사업의 필요성은 인정되지만, 예산문제로 무료 접종은 아니며 개인이 비용을 내 맞고 있다. 2012년 미국의 글로벌 제약사 MSD에서 출시한 조스타박스

(Zostavax)와 2017년 SK 바이오 사이언스에서 출시한 스카이조스터(SKY Zoster)는 약독화 생백신으로서 1회 접종하며 나이에 따라 다르지만, 평균 40~70% 정도의 예방률을 보인다. 2022년 GSK사에서 출시한 싱그릭스(Shingrix)는 유전자재조합 사백신으로서 2개월 주기로 2회 접종한다. 평균 90% 이상의 높은 예방률로 효과는 뛰어나지만 2번 맞아야 하고 가격이 비싸다는 단점이 있다.

대상포진에 걸린 후 진단과 치료가 늦어져 발진과 수포가 크고 많이 생기면 피부에 흉터가 남을 수 있다. 피부에 검붉은 착색이나, 움푹 파여 울퉁불퉁 흉터가 남았을 경우 레이저 치료나 흉터연고를 사용하여 개선할 수 있다. 1,064nm 파장을 이용한 토닝 레이저, 제네시스 레이저, 760nm 파장의 토너브 레이저가 검붉은 착색을 완화한다. 울퉁불퉁 파인 흉터는 $CO_2$ 프락셀 레이저 시술을 하거나 레주바실(RejuvaSil) 흉터연고를 사용하면 개선된다. 레주바실(RejuvaSil) 흉터연고는 실비보험 청구가 가능하며 보험회사에서 비용 환급을 받아 저렴한 비용으로 구매가 가능하다.

## 대상포진
## 치료

- 스트레스, 육체 피로 최소화
- 항바이러스제, 진통소염제 등 약물복용
- 통증과 염증 감소 위해 피부 국소약물 주사, 수액 치료
- 보험 되는 레이저 치료: '스마트룩스 프로(Smartlux Pro)' 레이저
- 비보험 레이저 치료: '카프리(Capri) 레이저', '애플(A+Laser) 레이저'
- 대상포진 예방접종: 조스타박스(Zostavax), 스카이조스터(SKY Zoster), 싱그릭스(Shingrix)
- 대상포진 후 검붉은 피부 착색: 레이저 치료(토닝, 제네시스, 토너브 레이저)
- 대상포진 후 울퉁불퉁 피부 흉터: 실비 적용 가능한 흉터연고 레주바실(RejuvaSil), 프락셀 레이저

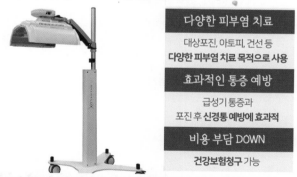

# 손발톱무좀 치료 –
# 2, 3, 4세대 무좀 치료 레이저

손발톱무좀은 손발톱에 곰팡이가 감염되어 모양이 변하고 두꺼워지는 질병이다. 손발톱이 불규칙하게 갈라지며 부서지기도 하며 손발톱이 둥글게 구부러져 손발톱 주변 살을 파고들어 가 염증과 통증이 생기기도 한다. 손발톱무좀은 대체로 손발가락 피부에 진균 감염이 동반되어 피부에 각질과 수포가 생기고 가려움과 심한 발냄새가 나기도 한다.

손발톱무좀은 손발이 습하고 땀이 많이 날 때 흔히 생긴다. 땀이 많은 여름철 통풍이 되지 않는 꿉꿉한 신발을 오래 신고 있거나, 땀이 찬 장갑을 오랜 기간 사용할 때 주로 생긴다. 손발톱무좀이 심한 사람이 사용한 수건, 신발을 사용하거나 무좀 있는 다른 사람의 피부와 밀접한 접촉을 통해 감염되는 경우도 있다.

손발톱무좀은 우드등 검사와 KOH 진균도말검사를 통해 진단할 수 있다. 우드등 검사기는 특정 파장의 자외선을 비추는 진단기이다. 진균 병변에 비추면 황갈색이나 황금색 형광을 나타낸다. KOH 진균도말검사는 병변의 각질이나 살비듬을 긁어모아 진단검사실에서 진균을 현미경으로 확인하는 방법이다.

한번 손발톱무좀이 생기면 여름철에 재발이 잘 되고 피부 색깔이 얼룩덜룩해져 착색될 수 있다. 따라서 무좀이 생기면 빨리 치료받아야 한다. 경구 항진균제를 복용하거나 병변에 바르는 국소 항진균 연고를 사용할 수 있다. 손발톱무좀의 경우 일반적인 항진균 연고가 손발톱 속으로 침투하지 못하기 때문에 효과가 제한적이다. 무좀이 있는 손발톱 속으로 침투하여 항진균효과를 내는 '주블리아'와 같은 손발톱 전용 국소 항진균제를 사용해야 한다.

손발톱무좀은 증상이 심할 경우 치료 기간이 수개월에서 길면 1년 이상 걸릴 수 있다. 오랜 기간 경구 항진균제를 복용하고 국소 도포제를 사용해야 한다. 항진균제를 오래 복용할 경우 간 독성, 신장 독성 등 우리 몸에 부작용이 생길 수 있다. 다른 복용하는 약이 많거나 간 독성, 신장 독성, 위장장애, 임신 중으로 항진균제를 복용할 수 없을 때 무좀 레이저로 치료할 수 있다.

무좀 레이저는 효과가 좋고 통증 없이 간편하며 실손 보험 혜택을 받으면 비용 부담이 없다. 현재 여러 종류의 무좀 레이저가 출시되었다.

1세대 '핀포인트 레이저'는 2000년 초반에 출시되었고 열에너지로 뜨겁게 무좀균을 태워 없애는 방식이다. 시술 시간이 오래 걸리고 타는 냄새와 악취, 통증, 화상 가능성으로 현재 거의 사용되고 있지 않다.

2세대 '루눌라 레이저'는 2018년에 출시되어 최초로 FDA 승인을 받았다. 2가지 레이저 파장을 이용하여 무좀균을 제거함과 동시에 면역력, 혈액 순환, 세포 재생 효과가 있으며, 통증 없이 간편하게 레이저 치료를 받을 수 있다. 레이저가 손발톱에 균등하게 조사되므로 시술자에 따른 결과 차이가 없고 최초의 통증 없는 무좀 레이저 치료법이다. 손발 한 부위씩 하므로 레이저 시술 시간이 오래 걸리는 단점이 있다.

3세대 '오니코 레이저'는 2019년에 출시되어 루눌라의 단점을 보완한 치료법이다. 635nm, 405nm 2가지 레이저 파장을 사용하며 양발 동시에 치료할 수 있다. 양발을 동시에 치료하여 레이저 시술 시간이 단축되고, 치료 효과가 향상되었다.

4세대 '아톰 레이저'는 2021년에 출시되어 오니코보다 치료 효과를 향상한 치료법이다. 듀얼모니터를 통해 레이저빔이 조사되는 것을 확인할 수 있다. 모니터를 통해 실시간 레이저빔을 모니터링할 수 있어 손발톱무좀이 있는 곳에 정확하게 레이저를 포커스할 수 있게 되었다. 정확한 시술로 인해 치료 효과가 높아졌다.

## 손발톱무좀 레이저 치료는 어떻게?

- 최신 효과 좋은 4세대 '아톰 레이저'
- 1회/주 간격으로 꾸준한 치료가 필요
- 실손 보험 적용 시 부담 없는 비용으로 레이저 치료 가능
- 무좀 레이저와 국소 항진균제(ex. 주블리아) 사용 시 시너지 효과
- 발에 땀이 차지 않게 하고 통풍이 잘되는 신발을 신는 생활습관이
  필수

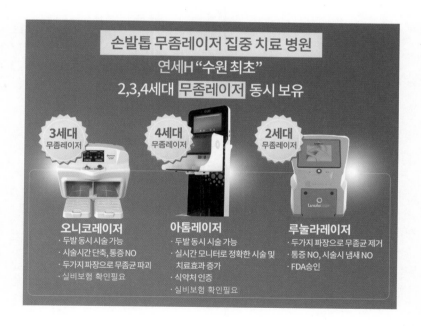

# 통증 없고, 냄새 없는
# 2세대 루눌라 무좀레이저

## 미국 FDA 승인 무좀치료(손발, 손발톱)루눌라레이저

루눌라레이저는 1세대 "핀포인트 레이저"에 비해 시술자에 따른 결과 차이가 없고,
시술 시 악취/냄새, 통증이 없는 2세대 레이저입니다.
두 가지 파장으로 무좀균을 제거함과 동시에 면역력, 혈액순환, 세포재생 효과가 있습니다.

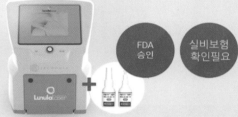

- 통증없이
간단하게
- 원인제거
재발방지
- FDA
승인
- 실비보험
확인필요

## 루눌라 & 주블리아 병합치료

주블리아는 FDA승인을 받은 바르는 손발톱 무좀치료제로 **루눌라레이저와 병합치료를 할 경우
보다 빠르게 손발톱 무좀치료의 효과**를 나타낼 수 있습니다.

---

# 양발 동시에, 효과 좋은
# 3세대 무좀레이저

## 수원 최초 · 유일 '오니코레이저'

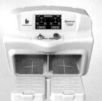

- 양발
동시 시행
- 향상된
치료효과
- 통증 없음
간단하게
- 실비보험
확인필요

## 루눌라 대비하여 두발 동시 시행 시술 시간 단축, 향상된 효과

양발 동시에 두 가지 파장(635nm, 405nm)의 Laser조사 활성산소(ROS)와 혈액순환을 향상시키는
아데노신삼인산(ATP)을 만들어내 진균의 세포벽을 파괴하여 피부무좀, 발톱무좀이 개선됩니다.

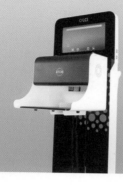

# 듀얼레이저파장으로 재발없이 확실하게!
## "4세대 무좀레이저 아톰레이저"

- 듀얼모니터로 실시간 모니터링 가능
- 식약처 인증 안전한 무좀레이저
- 실비보험 확인필요
- 두가지 파장 동시사용으로 높은 시술 효과
- 정확한 시술로, 낮은 재발율

# 레이저 제모 – 제모 레이저 + 토닝 레이저 동시 시술로 밝고 뽀얀 피부

신체의 불필요한 털을 위생이나 미용 목적으로 제거하는 방법은 여러 가지가 있다. 집에서 면도기로 털을 깎거나, 족집게로 뽑는 방법, 피부숍에서 왁스를 이용해 제모하는 왁싱이 있다. 이런 방법들은 효과가 일시적이고, 털이 다시 날 때 지저분하게 자라는 경우가 많고, 시행 과정에서 피부에 상처가 생겨 염증과 색소침착이 되는 경우가 많다.

병원에서 하는 레이저를 사용한 제모는 안전성, 효과성이 입증된 전문 레이저 장비를 이용하며 반복 시술을 통해 반영구적인 제모 효과를 기대할 수 있다. 설령 시술 후 새로운 털이 자라나더라도 가늘고 듬성듬성 자라나게 되어 면도하지 않아도 잘 보이지 않게 된다.

제모 레이저의 롱펄스 755nm 파장은 멜라닌 흡수율이 매우 높지만, 산화혈색소와 수분에 대한 흡수율은 낮으므로 주위 피부조직에 대한 손상을 최소화하여 검은색 모낭을 선택적으로 타기팅한다. 모근 깊이까지 레이저가 침투하여 모낭을 공격해 모발 재생산을 억제하기 때문에 영구 제모에 가까운 효과가 생긴다. 성장기의 모근이 생성되는 모낭 조직을 파괴하여 제모 효과가 생기기 때문에, 퇴행기나 휴지기에 접어든 털은 성장기로 바뀌었을 때 시술받아야 충분한 효과를 볼 수 있다. 따라서 효과적인 제모를 위해서는 털의 성장주기를 고려하여 3~4주 간격으로 최소 4~5회 이상의 시술이 필요하다. 털이 많고 밀도가 높은 경우 레이저 제모 5회에도 부족한 경우가 많다.

겨드랑이나 인중처럼 피부가 칙칙하게 착색이 되어 있는 부위는 레이저 제모와 색소토닝 레이저를 같이 하여 밝고 뽀얀 피부를 만들 수 있다. 털이 정상보다 유난히 굵고 모낭이 두꺼워 색소가 많을 경우, 드물게 레이저 시술 후 염증이 생길 수 있으므로 염증약 복용을 하고 재생크림과 선크림을 사용하면 트러블 없이 제모할 수 있다.

# 제모란?

레이저의 에너지가 모낭의 검은 멜라닌 색소에 선택적으로 흡수된 후 털을 만드는 털 주변
의 모근과 모낭을 파괴하는 시술로 검은색에만 적용하기 때문에 피부조직에는 영향을 주지
않아 피부자극없이 제모를 할 수있는 편리한 시술로 털을 만드는 모낭 세포를 파괴하기
때문에 영구적인 효과를 볼 수 있습니다. 여성위생, 청결과 생활에 높은 만족도를 보이는
비키니레이저제모 입니다.

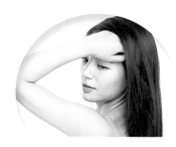

## 제모 시술부위

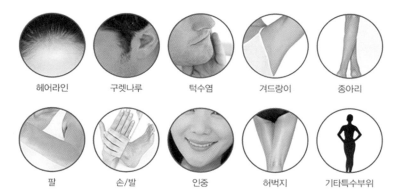

| 헤어라인 | 구렛나루 | 턱수염 | 겨드랑이 | 종아리 |

| 팔 | 손/발 | 인중 | 허벅지 | 기타특수부위 |

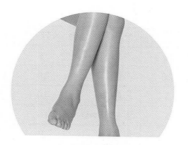

# 제모 주의사항

## ! 시술 전

- 시술 6주 전부터는 시술 부위의 털을 뽑지 않도록 합니다.
- 항생제나 피부과 약을 복용 중인 경우 미리 말씀해주세요.
- 피부질환이나 광과민성 피부, 켈로이드, 아토피 등의 피부질환이 있을 경우 미리 말씀해주세요
- 선탠을 한 후 제모를 하게 되면 검은 피부에 다량 흡수되어 부작용을 초래할 수 있습니다.

## ! 시술 후

- 시술 당일 샤워, 세안 등 일상생활을 가능하나 사우나, 찜질방은 피해주세요.
- 시술 직후 붉어질 수 있으나 일시적인 경우가 대부분이며, 만일 수일이 지나도 지속된다면 병원을 방문하세요.
- 다음 치료 시까지 털을 밀거나 뽑지 않도록 합니다.
- 시술 부위가 가렵거나 따가운 경우, 연고 처방을 받으시면 수일 내에 회복 됩니다.

# 제모(여자)

VAT별도

| 얼굴 | 1회 | 5회 | 상체 | 1회 | 5회 | 하체 | 1회 | 5회 |
|------|-----|-----|------|-----|-----|------|-----|-----|
| 이마 | 4 | 12 | 겨드랑 | 2 | 5 | 엉덩이 | 3 | 12 |
| 눈썹 | 5 | 20 | 가슴 | 4 | 16 | 허벅지 | 6 | 24 |
| 미간 | 2 | 5 | 유륜 | 3 | 10 | 종아리 | 6 | 24 |
| 인중 | 2 | 5 | 팔상완(하완) | 4 | 16 | 무릎 | 3 | 10 |
| 앞턱 | 2 | 5 | 팔전체 | 7 | 28 | 다리전체 | 11 | 44 |
| 아래턱 | 3 | 10 | 손 | 2 | 5 | 비키니 | 6 | 24 |
| 볼 | 3 | 10 | 등전체 | 7 | 28 | 항문(성기) | 6 | 24 |
| 구렛나루 | 3 | 10 | 배 | 4 | 16 | 발 | 2 | 5 |
| 앞목 or 뒷목 | 3 | 10 | 등전체 | 7 | 28 | | | |
| 뒷목라인 | 4 | 16 | 윗등 | 4 | 16 | | | |
| 얼굴제모(이마제외) | 6 | 24 | 허리 | 4 | 16 | | | |

| 인기패키지 | 1회 | 5회 |
|------------|-----|-----|
| 팔 다리 전체 | 17 | 68 |
| 겨드랑이+인중 | 3 | 8 |
| 종아리+겨드랑이+인중 | 7 | 28 |

**함께 하면 좋은**
## 겨드랑이 토닝!!
검은 겨드랑이를 환하게

| 1회 | 3 |
|-----|---|
| 5회 | 13 |
| 10회 | 25 |

겨드랑이 **토닝+제모**를 동시에 하면, 밝고 뽀얀 겨드랑이가 가능합니다 !!

제모는 5회 만에 털이 완전히 없어지지 않는 경우가 많습니다.
5회 이후도 털이 지속되면, 추가적인 시술이 필요합니다.

제모 후, 염증반응이 있으면 **염증약**을 복용해야 착색이 안되며,
**재생크림**, **선크림**의 꾸준한 도포가 착색을 방지합니다.

# 제모(남자)

VAT별도

| 얼굴 | 1회 | 5회 | 상체 | 1회 | 5회 | 하체 | 1회 | 5회 |
|---|---|---|---|---|---|---|---|---|
| 이마 | 4 | 12 | 겨드랑 | 3 | 8 | 엉덩이 | 3 | 12 |
| 눈썹 | 5 | 20 | 가슴 | 4 | 16 | 허벅지 | 9 | 36 |
| 미간 | 2 | 5 | 유륜 | 3 | 10 | 종아리 | 9 | 36 |
| 인중 | 2 | 5 | 팔상완(하완) | 5 | 20 | 무릎 | 3 | 10 |
| 앞턱 | 3 | 8 | 팔전체 | 8 | 32 | 다리전체 | 15 | 50 |
| 아래턱 | 4 | 16 | 손 | 2 | 6 | 비키니 | 6 | 24 |
| 볼 | 4 | 16 | 등전체 | 7 | 28 | 항문(성기) | 6 | 24 |
| 구렛나루 | 4 | 16 | 배 | 4 | 16 | 발 | 2 | 5 |
| 앞목 or 뒷목 | 3 | 10 | 등전체 | 7 | 28 | | | |
| 뒷목라인 | 4 | 16 | 윗등 | 4 | 16 | | | |
| 얼굴제모(이마제외) | 10 | 40 | 허리 | 4 | 16 | | | |

| 인기패키지 | 1회 | 5회 | 10회 |
|---|---|---|---|
| 얼굴전체(얼굴제모+아래턱) 이마 제외 | 14 | 50 | 80 |

**함께 하면 좋은 면도 수염부위 토닝!!**

검은 턱수염 부위를 환하게

| | |
|---|---|
| 1회 | 3 |
| 5회 | 13 |
| 10회 | 25 |

겨드랑이 **토닝+제모**를 동시에 하면, 밝고 뽀얀 겨드랑이가 가능합니다 !!

제모는 5회 만에 털이 완전히 없어지지 않는 경우가 많습니다.
5회 이후도 털이 지속되면, 추가적인 시술이 필요합니다.

제모 후, 염증반응이 있으면 **염증약**을 복용해야 착색이 안되며,

특히 **남자분 수염제모** 시 염증, 물집이 생기 병원에 바로 내원하여
약물처방을 받아야 합니다.

**재생크림, 선크림**의 꾸준한 도포가 착색을 방지합니다.

## CHAPTER 7

# 똑똑하고 건강한
# 병원 진료

| 이호직 作

# 병·의원 전용 보습크림, 선크림, 두피제품, 피부관리, 흉터연고 – 실비보험 적용 가능

진피층을 보호하는 표피층이 외부적인 자극이나 건조함 등으로 파괴되거나 약해진 경우 피부 장벽이 손상된다. 피부 장벽 기능의 이상은 피부 건조를 유발하며 아토피 피부염, 만성 가려움과 같은 피부질환으로 이어질 수 있다. 병·의원 전용 실비 적용 가능한 보습크림, 선크림, 피부앰플관리는 피부 장벽이 파괴된 부위에 물리적인 막을 형성하여 피부에 수분을 유지하게 한다. 손상된 부위의 피부를 보호하는 창상피복제로서 약효가 있는 의료기기로 인정받은 화장품이다. 세라마이드, 지방산, 콜레스테롤과 같은 피부 지질 유사성분을 함유하여 지속적인 피부 보습막을 형성하여 보습력을 유지하고 민감하고 건조한 피부의 피부 장벽 기능을 강화하고 보완한다.

식약처에서 고시한 피부 알레르기 유발 25가지 성분이 없고 스테로이드 및 환경호르몬, 보존제, 착향제, 항생제 등 유해 성분도 포함되어 있지 않아 안전하게 사용할 수 있다. 인정 비급여 제품으로서 실비보험이 있으면 실비 청구를 통해 거의 개인부담금 없이 저렴한 가격으로 구매할 수 있다.

건조한 겨울철 팔다리 가려움, 각질이 심하고 피가 날 정도로 가려워 긁는 외음부와 생식기, 항문 가려움, 선천적인 아토피로 얼굴, 목, 오금 부위 가려움, 1도 화상으로 피부 붉음증 및 자극성 피부, 얼굴 홍조와 각질, 습진, 건선 같은 만성 피부질환 등 문제성 피부에 사용하면 뛰어난 증상 개선 효과를 볼 수 있다.

대표적으로 아모레퍼시픽에서 나온 아토베리어MD, 에스트라MD 제품이 있다. 2017년 화해 뷰티어워드 크림 부분 1위, 병원 화장품 부분에서 3년 연속 올해의 브랜드 대상을 받았다. 고가 백화점 화장품으로 유명한 '설화수'와 같은 성분을 사용하였고 크림, 로션 2가지 제형이 있다. 특히 에스트라MD 크림은 아토베리어MD보다 보습효과를 한층 더 강화해 문제성 피부에 특화된 효과가 있어 서울대학교병원 등 주로 대학병원 피부과에서 많이 처방하고 있다.

명품 CMS사에서 나온 배리덤MD는 NEO CMS 성분을 사용한 고보습 화장품이다. 최근 업계 최초로 SPF43/PA+++의 자외선 차단 기능을 추가한 배리덤 쉴드크림MD라는 보습-선크림도 출시되어 피부 보습뿐만 아니라 자외선으로부터 피부를 보호해 준다.

대웅제약에서 출시한 이지듀MD 보습크림은 히알루론산나트륨, 세라마이드, 스쿠알란, 복합 리놀렌산, 토코페릴아세테이트라는 보습효과를 높이는 성분을 추가하였다. 제약회사에서 출시되었기 때문에 아토피, 건선 등 문제성 피부에 보습을 해주고 병변 치료에 도움을 줄 수 있다.

1847년 창립된 175년의 전통의 세계적인 화장품회사 독일 스티펠사에서 출시된 피지오겔MD 크림도 있다. 전 세계 80여 개국에서 사랑받고 있는 글로벌 화장품브랜드로서 브랜드 인지도 면에서는 가장 유명하다. 한국에서는 대기업 LG생활건강에서 수입, 유통, 판매하고 있다. 영유아에게 안전하게 사용 가능한 저자극 마일드 화장품으로서 PEA 성분이 건조함으로 인한 피부 가려움증을 진정시켜 준다.

2014년 최초로 병·의원 전용 실비 적용이 되는 보습크림을 출시한 네오팜의 제로이드MD 보습크림은 처음으로 국내에 출시된 병원용 보습크림이다. 특허받은 MLE 제형이 손상된 피부 장벽을 보호한다. '국내 최초 실비 적용 고보습 크림'으로서 피부과와 소아청소년과에서 아토피를 가진 환자에게 치료약과 함께 처방하고 뛰어난 보습효과로 문제성 피부병변이 개선된다.

유영제약에서 나온 '메티스덤 S.O.S. 스칼프 솔루션'은 두피가 건조하고, 가렵고, 비듬이 많이 생기는 지루성 두피염이나 두피백선에서 사용할 수 있다. 병·의원 전용 실비 적용 보습크림처럼 손상된 두피 장벽에 물리적인 막을 형성하여 보호하고 보습해 주는 창상피복제로서, 두피에 스프레이처럼 뿌려 사용할 수 있게 나온 액상제품이다. 건조하거나 세균, 진균 감염으로 두피에 문제가 생겨 비듬이 생기고 가려울 경우 제균 작용 및 두피 습윤 유지를 통해 가려움과 비듬을 완화한다. 스테로이드 같은 성분이 없으므로 치료 기간이 오래 걸리는 만성 두피 병변에 안전하게 사용할 수 있다.

2021년 12월 엔도비전에서 바르는 겔 타입의 창상피복제 '키오머+, 더마Z'를 개발하였다. 가려움증, 건조증 등으로 인한 피부 손상 부위에 막을 형성해 수분을 유지하고 상처 치유를 촉진한다. 피부과 관리실에서 겔 타입의 제품을 환자 얼굴이나 환부에 도포하는 피부관리 형식으로 치료받게 된다. 콜라겐, 식물성 키토산이 주성분이어서 알레르기 부작용이 없고 아토피, 가려움증 개선뿐만 아니라 물광, 보습, 홍조 및 예민한 피부 치료에도 도움을 준다. 기존 화장품인 소비자용 병·의원 전용 보습크림과 달리 겔 타입으로서 병원 피부관리실에서 시술로 진행되기 때문에 제품의 피부흡수율이 높아 효과가 극대화된다. 피부관리기, 레이저를 같이 사용하여 시술할 수 있으므로 보습뿐 아니라 미백, 탄력, 주름 개선 같은 추가적인 효과를 볼 수 있어 피부과 병원에서 큰 인기를 끌었다. 뛰어난 효과로 입소문이 나 수요가 많이 증가하자 대기업 LG화학에서 제품의 특허와 판매권을 넘겨받아 현재는 LG화학에서 생산, 판매하고 있다.

미국 Scar Heal사에서 출시한 흉터연고 '레주바실'은 피부에 생긴 흉터를 개선해 주는 제품이다. 꿰맨 상처, 제왕절개 등의 외과적 수술 후, 화상, 켈로이드 흉터뿐만 아니라 10년 이상 된 오래된 흉터까지 피부를 하얗고 평평하게 회복시켜 준다. 흉터연고는 종류가 다양하며 대다수가 약국에서 판매하는 것들이지만 '레주바실'은 미국 FDA 승인된 제품으로서 효과가 뛰어나 병원에서 처방으로만 구매할 수 있다. 레주바실은 활성 성분이 전혀 없고, 생물학적으로 안전하여 어린아이도 안전하게 사용할 수 있다. 울퉁불퉁한 여드름 흉터 등 홍진 홍반을 없애거나 최소화하는 데 특히 효과가 있다. 효과뿐 아니라 실손보험청구가 가능하므로 부담없는 비용으로 구입할 수 있다.

---

### 병·의원 전용
### 실비 적용 가능 제품

- 피부 보습크림, 로션, 선크림 – 아토베리어MD, 에스트라MD, 배리덤MD, 이지듀MD, 피지오겔MD, 제로이드MD
- 여드름 흉터, 수술 흉터 개선 – 레주바실 연고
- 두피 건조, 가려움, 비듬 – 메티스덤 S.O.S. 스칼프 솔루션
- 피부관리(보습, 물광, 홍조, 미백, 탄력, 주름 개선) – 키오머+, 더마Z

# 실비 적용 가능 제품

## 보습크림, 흉터연고, 두피제품, 선크림

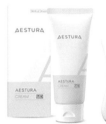 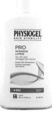 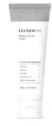 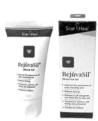 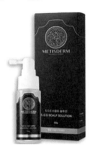

건조한 피부나 화상 등 피부 장벽이 손상된 부위에
피부 보호를 위해 사용하는 점착성투명 창상피복재

한국의료기기안전정보원
제조 인증 의료기기

의료기기 제조품질관리 기준에 따라
제조 생산된 의료기기입니다.

실비보험 적용 가능한 의료기기
병의원 내원 후 진단 코드에 따라
의료기기를 처방 받으신 후에
가입한 보험상품 기준 의료 실비
보험 적용이 가능합니다.

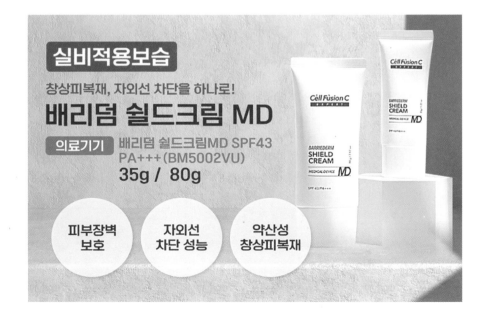

## 실비적용보습

창상피복재, 자외선 차단을 하나로!

# 배리덤 쉴드크림 MD

**의료기기**  배리덤 쉴드크림MD SPF43
PA+++(BM5002VU)
35g / 80g

- 피부장벽 보호
- 자외선 차단 성능
- 약산성 창상피복재

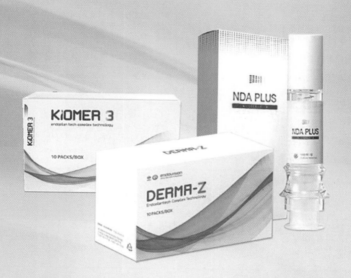

건조하고 예민해진 피부 개선하고 싶다면?

# 키오머3 · 더마젠
# NDA PLUS

실손보험 적용가능

#홍조 #트러블개선 #피부건조증 #피부장벽강화
#상처회복 #보습 #리프팅 #피부재생 #항염

# 판매제품

| | |
|---|---|
| **재생크림-Epiderm Plus** 2 | **썬크림-EPL daily SUN BLOCK** |
| (JM Biotech) | (오라클코스메틱) SPF 50+PA+++ 3.5 |
| 점 제거 및 각종레이저, 반영구 화장 시술 후 붉음증과 피부자극을 진정시키고, 손상된 피부 재생시킴 | "오라클 피부과"체인의 대표 썬크림 재생크림 성분이 들어있는 썬크림 |
| **여드름 클랜징-DeAc Foamgel** 2 | **여드름 크림-DeAc Cream** 3.5 |
| (ThermoCeutical) | (ThermoCeutical) |
| 식물성 아미노산 성분으로 부드러운 거품을 만들어 모공 속까지 청결하게 세척하고, 피토 설퍼 성분으로 피지조절 및 염증을 완화 시킴 | 트러블 케어 및 시술 후 붉고 달아오른 피부를 빠르게 진정시키고, 피부에 수분 보호막을 형성하여 풍부한 보습력을 유지시킴 |
| **제로이드MD 크림 80ml** 3<br>**제로이드MD 로션 200ml** 3.6<br>(NeoPharm)<br>실비적용 | **아토베리어MD 크림 100g** 3.5<br>**아토베리어MD 로션 200g** 3.5<br>(아모레퍼시픽)<br>실비적용 |
| 악건성 및 거칠고 건조한 피부를 위한 고보습 크림 피부장벽 개선 및 진정효과 아토피, 만성건조 문제성 피부부터 모든 일반피부까지 전 연령 사용가능 <br><br>"국내최초 실비적용 고보습크림" | 피부 지질성분을 함유한 DermaON이 건조하고 민감한 피부의 손상된 피부장벽기능을 강화시켜줌 얼굴, 몸 등 건조함이 심한 부위 도포 명품 "아모레퍼시픽"의 실비보습크림 <br>"2017 화해 뷰티어워드 크림부문 1위" |
| **흉터연고-레주바실** (ScarHeal USA) 4.5<br>실비적용 | **탈모샴푸-GF-TM Shampoo** (Tribis) 2.7 |
| 꿰맨상처, 긁힌상처, 화상, 켈로이드 흉터, 여드름흉터, 오래된 흉터까지 하얗고 평평하게 회복 <br>"국내 유일 실비적용 흉터연고" | 발모성장인자가 함유된 탈모방지, 모발성장 병원전용 샴푸. 탈모자기장기기 Haircell 회사의 야심작 탈모샴푸 <br>"식약처 인증 탈모샴푸" |
| **이지듀MD 보습크림 85g** 3.8<br>(대웅제약-CG BIO)<br>실비적용 | **베리덤 MD 보습 크림 150g** 3.8<br>**베리덤 MD 보습 로션 300g** 3.8<br>실비적용 |
| "대웅 제약"의 야심작 건조피부, 화상 등 극 건조피부에 보습을 주는 보습크림 | 명품 "CMS" 사의 보습 크림,로션 NEO CMS성분이 손상된 피부장벽을 집중 보호하는 고보습 화장품 |
| **메티스덤 S.O.S 스칼프솔루션** 4.95<br>실비적용 (유영제약) | |
| 지루성두피 치료솔루션, 두피비듬, 두피가려움, 두피 염증시 사용, 비-스테로이드 성분의 장기사용가능 | |

---

실비보험 적용제품
**(제로이드MD, 아토베리어MD, 이지듀MD,베리덤MD,메티스덤 SOS,레주바실)**

실비청구 및 비용환급을 받으려면
진단명 입력 및, 의료기기 제품 코드 입력을 위해
**진료비와 진료확인서 비용**이 발생합니다.

# 피부과 병·의원 전용
# 피부관리

피부를 젊고 건강하고 아름답게 해주는 피부관리를 병·의원에서 받아볼 수 있다. 단순히 피부관리숍에서 피부관리를 받는 것과 달리 피부과 병·의원에서 하는 피부관리는 시스템과 사용하는 기계와 제품이 다르므로 안전성과 시술 효과에서 차이가 난다.

병·의원에는 고압멸균 소독기, EO가스 멸균기, 병원 전용 자외선소독기, 처치 기구 소독액 등 여러 가지 살균소독시스템이 있다. 따라서 철저히 멸균, 소독된 기구 사용을 통해 A, B, C형 간염, 매독, 에이즈 등 감염병 우려 없이 안전하게 시술받을 수 있다. 피부숍에 들어가는 기계는 일반인 누구나 온라인 쇼핑몰에서 구매해서 사용할 수 있는 '미용기기'지만, 병원에 납품되는 기계는 의료법상 '의료기기'로 병·의원에만 입고될 수 있고, 효과가 입증된 안전하고 검증된 기계이다. 따라서 시술 결과 측면에서 큰 차이가 나기 마련이다. 또 사용하는 미백, 주름 개선 화장품, 앰플, 마스크 팩도 병원에만 납품하는 제약사나 화장품업체의 병·의원 전용 제품이기 때문에 효과가 뛰어나며 알레르기 반응이나 피부 자극 등 부작용이 적다.

미백 관리는 비타민 관리라고도 하며 가장 흔히 피부를 밝게 해주는 관리이다. 이온토기계를 사용하여 미백효과를 내는 비타민C 성분의 앰플을 피부에 도포한다. 피부를 통과해 색소가 있는 깊은 층까지 약물이 들어갈 수 있도록 이온토포레시스를 사용한다. 이온토포레시스는 피부에 전위차를 주어 피부의 전기적 환경을 변화시킴으로써 미백효과를 내는 이온성 약물을 깊은 피부 속까지 침투시켜 미백효과를 유발한다. 기미, 주근깨, 상처 후 검붉은 착색 등 색소를 개선하는 효과가 있다.

백옥산소캡슐관리는 기존 미백관리보다 한층 더 효과가 좋은 관리다. 명품 ㈜엘큐어사의 고농축 C-serum 미백앰플을 사용한다. 고농축 미백앰플을 이온토포레시스를 통해 피부 속까지 들어가게 하고 산소캡슐이라고 하는 산소 이온이 나오는 커다란 이온돔 관리 기계를 얼굴에 씌워 활성산소 작용으로 미백효과를 높인다.

White 미스트 산소캡슐은 미백관리 중 가장 효과가 뛰어나다고 알려져 있다. 산소활력앰플이라는 농축된 고보습, 고영양 미백앰플을 고압의 미스트 분사 기계를 사용하여 피부에 침투시킨다. 고압 미스트 분사와 이온토포레시스를 통해 더욱 깊고 넓은 곳까지 미백, 보습 약물이 들어가며 마지막에 산소캡슐관리 기계로 마무리해 미백효과가 극대화된다.

고주파관리는 고주파 피부관리 기계를 사용하여 피부 심부에 열을 전달한다. 피부에 전달된 열에너지는 피부탄력과 주름 개선, 지방 감소 효과를 나타낸다. 고주파관리는 얼굴 피부뿐 아니라 복부와 팔, 다리에도 적용할 수 있고 피부탄력을 개선하는 효과가 있다.

초음파관리는 초음파 에너지를 이용하여 피부 결, 피부탄력을 좋아지게 한다. 얼굴 전체에 초음파기계 관리를 하게 되는데 특히 눈 아래, 이마 잔주름 등 피부탄력이 떨어져 주름이 많은 곳에 집중적으로 하면 탄력이 개선되어 주름 완화 효과가 생긴다.

산소필 산소캡슐관리는 산소필이라는 필링관리와 산소캡슐을 같이 하는 피부관리다. 필링은 클렌징으로 제거되지 않는 피부 각질층의 죽은 세포와 피부노폐물을 인위적으로 제거하는 것을 말한다. 피부표면의 죽은 세포인 각질과 피부 속 깊이 있는 화장품의 찌꺼기, 노폐물을 제거해 준다. 칙칙하게 색소로 착색된 피부 각질을 없애주기 때문에 피부가 밝아지고 매끄러워진다. 피지분비를 조절하고 모공 입구를 깨끗하게 하여 여드름과 피부염증을 완화하고 대체로 약산성 약물을 사용하여 진행되기 때문에 모낭염, 피부염, 여드름과 같은 피부염증이 호전되는 효과가 있다. 산

소캡슐관리를 통해 미백효과도 볼 수 있다. 따라서 산소필 산소캡
슐관리를 통해 여드름, 모낭염 같은 피부염증 완화, 과도한 피지
분비 개선, 어둡고 칙칙한 피부톤 개선, 매끄럽고 부드러운 피부
결이라는 효과를 얻을 수 있다.

　이지톡필 관리는 기존 필링들에 비해 자극 면에서 월등한 장점
이 있는 시술이다. 약품의 산성 성분이 너무 강하거나 피부가 많
이 예민할 경우 필링시술 후 피부의 붉어짐 현상, 통증, 열감, 피부
자극이 생길 수 있다. 이지톡필은 단백질의 손실 없이 진피층까지
필링 약물을 전달할 수 있는 리포좀 공법을 사용하여 저자극 필링
효과를 낸다. 또한, 보르피닌, 엘라스틴 성분을 함유하고 있어 자
극이 적음에도 필링 효과가 뛰어나고, 탈각 현상이 거의 없으며,
시술에 걸리는 소요시간도 5~10분 이내로 짧다. 필링시술 즉시
밝고 투명해진 피부를 확인할 수 있다.

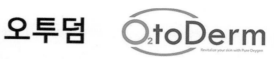

# 오투덤

### 산소테라피
### 산소캡슐, 화이트 미스트 관리

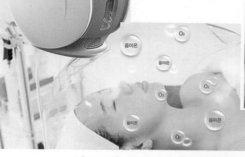

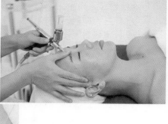

## 산소 테라피, 이런 분들에게 추천합니다

- ☑ 집중 피부 진정 & 재생 관리가 필요한 분
- ☑ 안색이 칙칙하고 푸석하고 건조하신 분
- ☑ 트러블 예방, 개선이 필요하신 분
- ☑ 성형 수술 후 부종 & 재생 관리가 필요하신 분

**고농도 산소와 음이온이 만나
피부 나이를 환원시키는 시간**

# 피부 관리

VAT별도

| 미백관리(비타민관리) | 1회 5회<br>5 23 | 고주파관리 | 1회 5회 |
|---|---|---|---|
| | | 얼굴 | 5 23 |
| | | 복부/팔/다리 | 6 27 |
| 이온토기계를 이용하여<br>미백비타민을 피부에 침투,미백효과<br><br>클랜징➔스티머➔비타민 바이탈<br>➔1차크림팩+헬륨레이저<br>➔2차모델링팩 | | 고주파를 이용하여 심부에 열을 전달<br>하여 피부탄력과 주름개선, 지방감소<br><br>클랜징➔스티머➔고주파 레이저<br>➔1차크림팩+헬륨레이저<br>➔2차모델링팩 | |
| 백옥 산소캡슐 | 1회 5회<br>6.5 30 | 초음파관리 | 1회 5회<br>5 23 |
| 명품 ㈜엘큐어 사의 최고 미백관리<br>고농축 C-serum을 침투시켜 미백효과,<br>산소이온돔으로 미백효과 극대화<br><br>클랜징➔스크러버➔C-serum피부침투<br>->산소이온돔관리➔모델링팩 | | 초음파를 이용하여 피부의 결을 개선<br>시키고, 피부의 탄력을 증가시킴<br><br>클랜징➔스티머➔초음파 관리<br>➔1차크림팩+헬륨레이저<br>➔2차모델링팩 | |
| 산소필 산소캡슐 | 1회 5회<br>7 33 | 이지톡필 | 1회 5회<br>9 37 |
| 고농도 산소와 음이온, 산소필링<br>으로 세포재생 및 콜라겐합성을 유도,<br>트러블케어, 미백 보습관리<br><br>클랜징➔산소폭탄 휘핑마스크->산소<br>이온돔관리➔모델링팩➔산소 수분 에<br>너지크림 | | 민감한 피부에 자극을 최소화한 필링<br>보르피닌, 우유단백질 성분을 함유해<br>리프팅, 필링, 트러블, 화이트닝 효과<br><br>클랜징➔버블 딥 마스크➔<br>그린필(화이트닝)or오렌지필(트러블/<br>리프팅)➔1차크림팩+헬륨레이저<br>➔2차모델링팩 | |
| White미스트 산소캡슐 | 1회 5회<br>8 35 | 내 마음대로 선택!!<br>모든 피부관리<br>인기팩키지 | 10회<br>49 |
| 산소활력 앰플의 고보습,고영양,미백<br>앰플을 미스트로 분사하여 피부침투,<br>산소이온돔의 미백,보습효과 극대화<br><br>클랜징➔스크러버➔산소활력앰플 미<br>스트 분사➔산소이온돔관리➔모델링<br>팩➔산소수분에너지크림 | | 미백관리/<br>백옥 산소캡슐/<br>산소필 산소캡슐/<br>White미스트 산소캡슐/<br>이지톡필<br>고주파/초음파<br><br>중<br>선택1 | |

# 여러 기능성 주사 및 영양주사 –
# 태반, 백옥, 신데렐라, 마늘주사

태반주사는 이름 그대로 태반을 원료로 하는 주사제이다. 태반에서 혈액과 호르몬을 제거한 후 단백질을 아미노산으로 분해하여 만들어진다. '자하거 가수분해물'과 '자하거 추출물'이 주된 성분이다. 대체로 간 수치가 높거나 술을 많이 마셔 간 기능 저하가 우려되는 경우 간 기능을 개선해 주며, 갱년기 장애 증상이 있을 때 도움을 준다고 알려져 있다. 간 기능, 갱년기 개선이라는 주된 효과 이외에도 피부미용, 통증개선, 노화방지, 피로회복 등 다양한 용도로 사용되고 있다.

백옥주사는 강력한 항산화 성분인 글루타치온, 루치온이 포함된 영양주사로 활성산소를 억제하여 노화방지와 피로를 개선하며 혈색이 좋아지게 한다. T세포를 증가시켜 면역력 개선 및 해독 작용으로 피로회복, 스트레스 완화 등의 효과를 기대할 수 있다. 기미, 주근깨처럼 피부 착색의 원인이 되는 멜라닌 생성을 억제하는 효과가 있으므로 피부 미백 및 주름 개선에 도움을 줄 수 있다. 박근혜 전 대통령이 즐겨 맞았다는 이야기도 있다.

신데렐라 주사의 주성분은 티옥트산이다. 티옥트산은 사람 인체 내에 존재하는 지방산의 종류로 항산화 작용을 한다고 알려져 있다. 체지방 감소, 피로회복, 항산화 작용을 통한 피부 노화 개선 등의 효과를 기대할 수 있다. 내장지방 감소, 체지방 감소, 체중 감량에 도움을 줄 수 있어 다이어트를 하고자 하는 사람이 맞는 경우가 많으며, 항산화 효과로 백옥주사처럼 미백효과를 볼 수 있어 병원에서 수요가 많은 주사 중 하나이다.

마늘주사는 비타민 B1을 주성분으로 하는 여러 비타민류가 배합된 주사약이다. 고농도 비타민 B군은 신진대사를 높이고, 근육운동을 활성화해 피로를 회복하는 효과가 있다. 주사로 맞게 되면 흡수력이 좋아 즉시 효과가 나타나며, 비타민 B1에 마늘 냄새가 나는 성분이 있어 주사 맞을 때 마늘 냄새를 느끼게 되어 마늘주사라고 명명된다. 스트레스가 심하거나 몸살감기, 만성 근육 피로, 요통, 근육통, 권태감 등 다양한 경우에 신체 컨디션을 올리고 면역력을 향상하는 목적으로 사용된다.

수액 전해질 주사는 수액제제를 통해 수분이나 전해질을 보충하는 것을 말한다. 생리식염수나 포도당 용액 등 다양한 수액을 이용해 생명 유지에 필요한 필수적인 수분, 전해질, 당을 공급하여 체액량을 유지하고 결핍되거나 부족한 성분을 보충하게 된다. 건강상의 문제로 식사가 어렵거나, 몸살감기 등 세균감염 때문에 전해질 교란이 되어 전해질에 이상이 있는 경우, 설사나 구토로 수분이 부족한 경우, 땀을 많이 흘렸거나 지나친 운동으로 기운이 없을 때 등 다양한 경우에 사용할 수 있다. 대체로 수액에 비타민, 아미노산, 단백질, 무기질 등 다양한 영양성분을 추가하여 맞게 되면 더 뛰어난 수액 치료 효과를 볼 수 있다.

# 여러 주사

| 태반주사 | | 백옥주사 | |
|---|---|---|---|
| 1회 (10회+2회) | | 1회 (10회+2회) | |
| **3** | **30** | **4** | **40** |
| 간 기능 개선 및 피로회복, 갱년기 증상 개선에 도움 피부탄력, 미백에 효과적임 | | 글루타치온 성분으로 피부를 환하고 밝게 만드는 효과 "박근혜 대통령"이 즐겨 맞는 주사 | |
| 신데렐라주사 | | 멀티비타민B1주사(프리미엄 마늘주사) | |
| 1회 (10회+2회) | | 1회 (10회+2회) | |
| **3** | **30** | **4** | **40** |
| 티옥트산 성분으로 몸속 활성산소를 제거하는 항산화 효과로 피로회복 및 체지방분해, 체중감량에 도움 | | 멀티비타민 및 비타민B1 으로서 근육피로를 감소시키고, 근육통개선, 체력증진, 만성피로에 효과적 | |
| 영양 전해질 주사(N/S, D/W) | | 추가 주사 앰플 | |
| 1회 (10회+2회) | | 몸살/근육통 앰플 활력기운업 앰플 | |
| **3** | **30** | **1** | **1** |
| 우리 몸의 구성 성분-전해질 Na, Cl, 포도당 등 영양성분의 주사 | | 여러가지 수액에 같이 섞는 앰플. 수액에 추가 하여 몸살/근육통을 개선시키고, 활력을 증가시킨다. | |

## 예방접종

**"오리지널" 대상포진 예방접종  18**

("저가"대상포진이 아닌, 프리미엄 대상포진 예방주사)

**파상풍 예방접종  4.5**

(화상, 배인 상처, 열린 상처에 필수접종)

**가다실 9가**    1회    3회
                  25    65

(성접촉 생식기 사마귀, 자궁경부암, 항문/생식기 암 예방접종)

성생활을 하는 남-녀 모두의 필수 접종. 성접촉 HPV 생식기 사마귀,여러 생식기 암 예방. 0,2,6개월 일정으로 3회 접종

**인기팩키지** 내마음대로 선택주사 5회

태반/백옥/신데렐라/프리미엄 마늘 /영양전해질수액(N/S, D/W)

중

선택        17

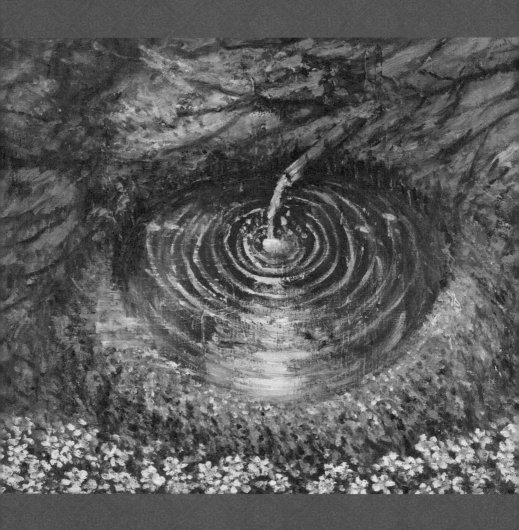

| 이호직 作

# PART 3

# 비뇨의학과

CHAPTER 8.

# 비뇨기 질환 치료로
# 건강하게

| 이호직 作

# 전립선비대증 치료 - 리줌 5세대 시술로 부작용 걱정 없이 간단하게

전립선은 방광 아래 요도를 감싸고 있는 조직이다. 나이가 들수록 노화 현상으로 커지게 되는데 비정상적으로 전립선이 커져 요도를 압박하여 소변이 원활하게 나오지 못해 각종 배뇨장애를 일으키는 것을 전립선비대증이라고 한다. 전립선비대증의 원인은 아직 분명하지 않지만 대체로 나이가 들면서 커지는 노화 현상 및 유전력과 서구화된 식생활습관이 영향을 주는 것으로 알려져 있다.

낮에 소변을 자주 보는 빈뇨, 야간에 소변 때문에 잠을 깨는 야간뇨, 소변을 봐도 남아 있는 잔뇨감, 소변이 마려울 때 지릴 것 같은 급박뇨가 전립선비대증의 증상이다. 이러한 증상은 전립선비대증이 아닌 요도염이나, 방광염, 과민성 방광, 요도협착, 전립선염, 방광결석, 방광종양 등 다른 질환이 있어도 생길 수 있으므로 정확한 진단이 필요하다.

일단 전립선비대증이 의심되는 증상이 생기면 전문병원에서 요검사와 피검사, 전립선 초음파 검사, 소변 속도검사, 잔뇨량 측정, 방광내시경 등을 통해 정확한 원인을 찾아야 한다.

전립선비대증은 우선 약물치료를 할 수 있다. 전립선약은 요도를 누르는 전립선을 벌려주어 소변을 시원하게 나오게 한다. 약을 먹어도 증상 개선이 되지 않을 때 시술이나 수술적 치료가 필요하다. 전립선비대증 수술은 방식에 따라 3가지 방법이 있다.

3세대 전립선절제술은 오랜 전통적 고식적인 방법으로 비대해진 전립선을 잘라내는 방법이다. 요도로 내시경을 삽입하여 비대한 전립선을 확실히 잘라내어 확실한 효과가 있다. 하지만 전립선 조직이 잘려나가면서 신경이나 혈관 등 주변 구조물이 손상되기 때문에 성 기능장애, 역사정, 출혈, 통증 같은 부작용이 생길 수 있고, 회복 기간이 오래 걸린다는 단점이 있다. 전립선을 무엇으로 자르느냐에 따라 다양한 치료 방식이 있다. 로봇 워터젯 아쿠아블레이션, 홀뮴 레이저, KTP레이저, 플라즈마 등 여러 수술 기구에 따른 시술명은 다양하지만 전립선 자체를 잘라내는, 부작용이 생길 수 있는 전통적 고식적인 방법이라는 공통점이 있다. 즉 수술 기구만 다를 뿐 수술 원리가 거의 같으므로 치료 효과와 부작용은 비슷하다.

4세대 유로리프트는 전립선결찰술로 불리며 2015년에 도입되어 국내에서 많이 시행되고 있는 시술이다. 3세대 방식의 절제나 절개를 통한 침습적 수술이 아닌 최소 침습적인 치료로서 비대해져 요도를 막고 있는 전립선을 당겨서 묶어줌으로써 요도를 넓게 확장하는 시술이다. 일체의 절제나 전기소작 같은 침습적인 방식을 하지 않고 얇은 실과 같은 특수금속 실을 찔러 넣어 전립선을 묶기 때문에 시술 직후 맨눈으로 확장된 요도를 확인할 수 있고 신속한 증세 호전을 기대할 수 있다. 간단한 국소마취를 통해 진행되며 성 기능 이상이나 발기부전 같은 부작용이 적은 장점이 있다. 하지만 전립선을 단순히 당겨 묶기만 하므로 전립선 크기가 크면 증상 재발이 될 수 있고, 전립선에 들어간 금속 실에 결석이 생기는 이물반응이 생기는 경우가 있다.

5세대 리줌은 현재 존재하는 전립선비대증 수술 중 가장 이상적인 시술법으로 알려져 있다. 한국에는 2023년 9월 늦게 도입되었지만 이미 10여 년 전 출시 후 미국, 캐나다, 유럽 등 선진국에서 부작용이 거의 없고 간단하며 뛰어난 시술 결과로 현재 비침습적 전립선 치료 중 세계 시술 건수 1위를 기록하고 있다. 3세대 절제술의 뛰어난 효과와 4세대 유로리프트의 부작용 최소화라는 장점을 모아놓은 시술이다. 요도를 통해 기구를 삽입하고 작은 바늘을 통해 전립선에 수증기를 주입하는 방식이다. 뜨거운 수증기가 비대해진 전립선조직을 괴사시킴으로써 전립선 크기를 줄여 비대증의 증상을 완화한다. 간단히 말하면 '전립선에 주사 맞는 시술'이라고 할 수 있다. 전립선 좌우 두 군데 주사를 찔러 수증기를 주입하게 되며 시술 시간이 한쪽에 9초씩 양쪽에 18초가 소요되어, 총 시술 시간이 1~2분 이내로 간단하게 진행된다. 혈압, 고지혈증, 당뇨, 아스피린 복용으로 출혈 경향 환자 등 기저질환으로 수술받기 어렵고 전신마취가 어려운 환자에게 최소 침습적인 간단한 시술을 통해 전립선비대증을 치료할 수 있다. 2023년 1월 보건복지부에서 신의료 기술 평가를 완료하여 안정성, 유효성을 인정받은 인정 비급여 시술이다. 실비보험이 있으면 실비 청구를 하여 진료비 혜택을 받으면 부담 없는 비용으로 시술받을 수 있다.

**전립선비대증**
**최신 5세대 리줌**

- 최소 비침습적, 전 세계 시술 건수 TOP 1
- 2분 이내 초간단 시술
- 전립선 크기를 줄이는 근본적 치료 효과
- 전신마취 어렵고, 당뇨, 출혈 경향 가능
- 성 기능 보존을 원하는 환자
- 수술적인 절제 부작용 없음
- 체내 이물질 부작용 없음

# 전립선 비대증

일반적인 전립선은 호두 정도의 크기입니다.
전립선은 나이가 들수록 커지게 되는데 **비정상적으로 전립선이 커지며 요도가 심하게 압박**되어
소변이 원활하게 나오지 못해 각종 배뇨 장애를 일으키는데 이를 전립선 비대증이라고 합니다.

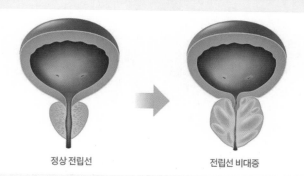

정상 전립선 → 전립선 비대증

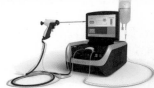

## 리줌 (5세대) 전립선시술

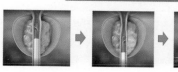

### 리줌 시술 이미지

1-3 months

✓ **최소 비침습적**, 전세계 시술건수 *TOP*
✓ **2분 초간단 시술**
✓ 전립선 크기 줄이는 **근본적 치료효과**
✓ **전신마취 어렵고** 당뇨, **출혈경향 가능**
✓ **성기능 보존**을 원하는 환자
✓ **수술적인 절제 부작용 없음**
✓ **체내 이물질 부작용 없음**

1. 작은 미세 바늘 주입
2. 전립선 조직에 수증기를 방출
3. 수증기 에너지로 전립선 괴사 및 축소
4. 대부분 1~2주 후  증상완화 경험,
   　　　　　3개월 이내 최고 효과 생김

| | 리줌(5세대) | 유로리프트(4세대) | 절제술(3세대) |
|---|---|---|---|
| | 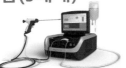 | | (홀뮴레이저, 로봇-아쿠아 워터젯, KTP레이저, 플라즈마)<br> |
| 방법 | 2분 내외 짧은 시술, 최소 시간, 최소침습<br>전신마취 어렵고, 당뇨, 출혈 경향 환자 가능<br>수증기로 전립선을 축소, 괴사 시킴 | 15분 내외 시술시간<br>특수 와이어(결찰사)로 묶음 | 30분~1시간 긴 수술시간<br>전립선 잘라냄 |
| 현황 | 10년 전 출시 후 (10여년, 이미 검증된 시술법)<br>미국, 캐나다 등 선진국 선풍적 인기<br>전세계 비침습 시술 중 세계 1 위 시술 건수<br>→2023년 9월 대한민국 런칭 "최신5세대 시술" | 2015년 도입 후<br>간단한 시술기법으로 많이 보급 | 오랜 전통적 방식<br>전립선 잘라내는 방식 |
| 장점 | 간단 , 뛰어난 효과<br>(5년 후 재치료율 4.4%미만, 3세대 절제술과 비슷)<br>전립선 크기는 근본적 치료, 실비적용가능 | 전립선을 특수 와이어로 묶음<br>즉각적인 효과 | 확실하게 전립선 절제함 |
| 단점 | 부작용(성기능 장애) 거의 없음<br>시술 후 붓기로, 시술 효과<br>2주~2달 시간이 필요. | 전립선 잘라지지 않으므로,<br>→증상 재발 확률 높음<br>남은 결찰사 이물질 반응가능 | 성기능 장애, 역사정,<br>출혈 가능성,<br>회복기간 필요 |

# 전립선비대증 시술

## 리줌 전립선 시술 (전립선축소 근본적치료 – 전립선 절제술 만큼의 효과)

FDA 승인, 2023년 9월 국내 도입 '신의료기술'

시술시간 2~5분 실비청구가능

전세계 비침습적 전립선 치료법 중 건수 TOP 1등 , 검증된 수술법      **800**

수증기성분의 약 주입하여 전립선크기를 줄이는 근본적 치료법

5년 재치료 확률 4.4% 미만 (고전적 전립선 절제술과 비슷)

입원x, 국소연고, 정맥마취하 시행

성기능보존, 부작용 최소

## 유로리프트(전립선비대증 시술)

미국FDA 승인, 2015년 국내 도입

실비청구가능

입원x, 국소연고, 정맥 마취하 시행

성기능(발기,사정)보존, 즉각적 효과

전립선 고정 와이어 2개 사용      **500**

전립선 고정 와이어 4개 사용      **800**

# 혈뇨 – 방광내시경,
# 가장 필수적이고 정확한 검사

'혈뇨'는 소변에 피가 섞여 나오는 증상이다.

혈뇨는 뚜렷한 원인 없이 비특이적으로 생기는 예도 있지만, 지속해서 나온다면 병원에서 진단을 받는 것이 중요하다.

우선 신장기능에 이상이 있으면 혈뇨가 나올 수 있다. 선천적 혹은 후천적으로 신장기능에 문제가 생기면 소변에 피가 섞여 나올 수 있다. 외부의 충격 때문에 콩팥에 타박상이 생겼을 경우도 혈뇨 증상이 나타난다. 타박상에 의한 혈뇨는 안정을 취하면 자연적으로 없어지게 된다. 비뇨기과적으로 혈뇨의 가장 흔한 원인 중하나는 요로기 계통의 감염이다. 요도염, 방광염, 전립선염, 신우신염, 성병이 걸리면 혈뇨가 생길 수 있다. 세균감염이 되거나 염증이 생기면 조직이 붓고 피가 나게 된다. 염증반응 때문에 생긴 피가 소변과 같이 섞여 혈뇨가 나오게 된다.

요로감염은 소변배양검사나, 요검사 등을 통하여 진단하고 항생제 복용을 통해 치료한다. 자주 재발하는 만성 요로감염의 경우 복부초음파 검사나 방광내시경을 하여 좀 더 자세하게 다른 원인을 찾아볼 수 있다.

또 요관결석, 신장결석, 전립선결석, 방광결석처럼 결석이 생겨도 혈뇨가 나올 수 있다. 결석의 표면은 울퉁불퉁 튀어나오고 날카로운 경우가 많다. 결석의 날카로운 표면이 점막을 자극하면 통증이 생기고 점막에서 피가 나며, 나온 피가 소변과 같이 섞여 혈뇨가 생기게 된다.

결석은 X-ray 검사, 초음파, 방광내시경, CT 검사를 통하여 진단할 수 있다. 결석의 치료는 체외충격파 시술로 결석을 분쇄하여 제거하거나, 내시경을 이용하여 수술적으로 제거할 수 있다. 크기가 작은 결석일 경우 수액이나 약물을 사용하여 결석이 스스로 빠지도록 약물치료를 하는 예도 있다. 세 번째 혈뇨의 원인으로 드물지만 가장 심각한 것은 비뇨기계의 종양이다. 신장, 요관, 방광, 전립선, 요도와 같이 소변이 만들어지고 지나가는 비뇨기계 장기에 종양이 생기면 혈뇨가 생긴다. 종양이 생기고 커지면서 조직이 부풀어 오르고 팽창되어 점막 및 혈관에 미세한 상처가 나 혈뇨가 나오게 된다. 신장암이나, 요관암, 방광암, 전립선암 같은 악성종양의 경우 피검사와 초음파 검사, 방광내시경, CT, MRI 검사, 조직검사를 통해 진단할 수 있다. 초기 악성종양의 경우 내시경을 이용한 간단한 수술로 완치될 수 있으므로 혈뇨가 나와 종양이 의심되면 혈뇨 전문병원을 내원하여 검사를 통해 빨리 원인을 찾는 것이 중요하다.

혈뇨의 원인을 찾는 가장 중요한 검사는 방광내시경 검사다. 방광내시경은 요도로 내시경을 삽입하여 방광까지 들어가 조직을 직접 눈으로 확인할 수 있다. 악성이 의심되면 조직을 떼어내 조직검사까지 할 수 있으므로 가장 필수적이고 정확한 검사이다. 오래전에 나온 딱딱한 직선형 내시경은 요도로 내시경이 들어갈 때 환자가 통증을 심하게 느낄 수 있다. 최근에는 환자의 통증을 줄이기 위해 구부러지고 부드러운 내시경인 연성 방광내시경이 많이 도입되고 있다. 연성 방광내시경의 경우 요도 굴곡에 따라 내시경이 구부러지기 때문에 환자가 통증을 덜 느끼게 된다.

방광내시경은 종양뿐만 아니라 다양한 질병을 진단하고 치료할 수 있다. 오줌소태가 계속 재발하는 여성의 경우, 단순하게 만성 방광염으로 생각하여 항생제만 오랜 기간 지속해서 복용하는 경우가 많다. 이런 경우 항생제 내성만 생기고 근본적인 치료가 되지 않고 증상이 지속되어 고생하는 경우가 많다. 방광내시경을 통해 만성 방광염과 비슷한 증상을 유발하는 간질성 방광염, 과민성 방광염, 방광 기능 이상 등을 진단할 수 있다. 내시경을 통해 정확한 원인을 찾을 수 있고 방광 내 약물주입, 방광 내 보톡스 주사와 같은 시술로 근본적인 질병 치료가 가능하다.

소변이 약하고, 빈뇨, 야간뇨로 전립선비대증약을 먹지만 증상 호전이 없는 경우 내시경을 통해 전립선 상태를 확인하고, 다른 질환을 감별할 수 있다. 전립선약으로 증상이 호전되지 않는 경우 여러 가지 원인이 있을 수 있다. 우선 약으로 조절되는 범위를 넘어선 심한 전립선비대증과 두 번째, 전립선 말고 요도가 좁아진 요도협착이 있는 경우, 세 번째 방광수축력이 떨어져 소변을 밖으로 내보내지 못하는 경우이다. 이러한 여러 가지 원인은 방광내시경을 통해 진단할 수 있고 진단에 따라 정확한 치료를 할 수 있다.

**방광내시경을 이용한 진단 및 치료**

- 혈뇨 원인 진단
- 요로기계 감염: 요도염, 방광염, 전립선염, 신우신염, 성병
- 요로기계 결석: 요관결석, 신장결석, 전립선결석, 방광결석
- 비뇨기계 종양: 신장암, 요관암, 방광암, 전립선암
- 재발하는 오줌소태: 만성 방광염, 간질성 방광염, 과민성 방광염, 방광 기능 이상
- 빈뇨, 야간뇨, 잔뇨 등 배뇨 불편감: 전립선비대증, 요도협착, 방광 수축력 저하

# 올림푸스 연성 방광내시경

### 통증 적고 구부러지는 '연성'내시경

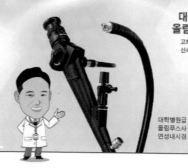

**POINT 1**

## 통증DOWN

고무 재질의 내시경으로
경성방광경에 비해
통증이 거의 없어
편안한 검진 가능.

**POINT 2**

## 대학병원급
## 올림푸스 장비

고해상 내시경으로
신속하고 정확하게
병변을 발견

**POINT 3**

## 저렴한 비용

의료보험의 적용으로
부담 없는 검사가 가능.

대학병원급
올림푸스사
연성내시경

---

## 아래와 같은 증상이 있는 경우 연성방광내시경검사가 필요합니다.

**육안적 혈뇨**　　**미세 혈뇨**　　**방광암**　　**요로결석**　　**방광염**

# 발기부전 - 남성호르몬 보충, 체외충격파로 근본적인 치료를

발기부전이란 처음부터 발기가 되지 않거나, 발기되더라도 성공적인 성관계를 가질 만큼 충분한 발기가 되지 않는 경우가 25% 이상일 때를 발기부전증이라고 한다. 국내 40대 이상 성인남성 중 32.4%가 발기부전이 있다고 보고될 정도로 성인남성 3명 중 1명이 성관계를 할 만큼 충분한 발기가 되지 않는다고 할 수 있다.

발기부전은 크게 심리적 원인으로 인한 심인성 발기부전과 신체적 이상으로 인한 기질성 발기부전으로 나눌 수 있다. 신체적 이상으로 유발되는 발기부전의 위험인자는 당뇨병과 고혈압, 고지혈증 같은 심혈관질환이 50~70%를 차지한다. 나이가 많을수록 발기부전의 위험이 커져 50대 이상에서는 그 나이의 비율만큼(예를 들면 50세 남성의 50%, 60세 남성의 60%) 발기부전이 생긴다. 음주나 흡연 같은 생활습관도 영향을 주며 전립선질환, 신장 질환, 요로감염,

남성호르몬이 감소하는 남성 갱년기 등도 원인이 될 수 있다.

발기부전 증상이 있으면 단순히 비아그라와 같은 약만 먹는 것이 아니라 발기부전의 원인을 정확하게 진단하고 원인에 맞는 맞춤형 치료가 중요하다. 전립선질환, 신장 질환, 요도감염이 있으면 해당 질환을 치료해야 하고, 고혈압, 당뇨, 고지혈증처럼 혈액순환을 저해하는 질환이 발기부전의 원인일 경우 혈압 및 혈중 당수치와 지방 수치를 조절해야 한다.

남성 갱년기는 남성호르몬인 테스토스테론 수치가 낮아 만성피로, 우울감, 불면증, 집중력 저하, 자신감 상실, 성욕 감소 및 발기력 저하 같은 여러 증상이 생기는 경우이다. 병원에서 간단한 혈액검사로 남성 갱년기를 진단할 수 있고, 남성호르몬을 보충하는 갱년기 치료로 발기부전이 개선될 수 있다. 남성호르몬을 보충하는 방법은 대체로 근육주사요법이 많이 사용된다. 예나스테론, 네비도 같은 주사제를 사용하면 빠른 시간에 혈중 테스토스테론 농도를 올릴 수 있어 치료 효과가 빠르게 나타나며 1~3달 간격으로 맞으면 혈중 농도를 일정하게 유지할 수 있다. 남성호르몬 보충은 발기력 개선뿐 아니라 활력과 자신감, 전반적인 컨디션이 개선되어 더욱 건강하고 풍요로운 생활을 하게 도와준다.

음경은 어떤 의미에서 거대한 혈관이라고 할 수 있다. 평소에는 작은 양의 혈액만 흐르다가 발기될 때 많은 양의 혈액이 들어와 음경이 커지고 팽창되는 것이다. 체외충격파(ESWT) 치료는 발기력을 회복시켜 주는 획기적이고 가장 근본적인 치료법이라고 할수 있다. 음경 내에 의학적으로 안전한 저강도의 체외충격파를 전달하여 혈관내피성장인자라고 하는 물질의 분비를 촉진해 새로운 혈관을 생성시키고, 근육과 신경의 발기조직을 재생시킨다. 재생된 발기조직과 신생된 혈관을 통해 혈류의 증가로 혈액 순환을 원활하게 해주어 발기력이 향상된다. 입원, 마취, 절개 없는 비수술적이고 비침습적인 치료로 음경에 충격파 기계를 대고 시술하게 되며 10분 정도 시술 시간이 소요된다. 시술받을 때 약간 찌릿찌릿한 느낌만 있을 뿐 상처 없이 바로 일상생활에 복귀할 수 있다. 1주일에 2~3회씩 3주 정도 치료가 필요하고 환자 상태에 따라 반복적인 치료가 가능하다. 발기부전이 있을 때뿐만 아니라 정상인도 시술받으면 기존보다 발기력이 더 좋아질 수 있다.

## 발기부전 시
## 치료

- 발기부전의 원인을 찾고 원인에 따른 치료가 중요
- 전립선질환, 신장 질환, 요도감염, 고혈압, 당뇨, 고지혈증 원인 진단 필수
- 남성호르몬 낮은 남성 갱년기는 꾸준한 호르몬 보충 주사요법으로
- 체외충격파(ESWT)

  1. 비수술적, 비침습적 근본적인 치료법
  2. 혈관 생성, 근육과 신경의 발기조직을 재생시킴
  3. 1주일에 2~3회씩 3주 정도 시술. 반복적 치료 가능
  4. 발기부전뿐만 아니라 정상인도 발기력이 더 향상되는 효과

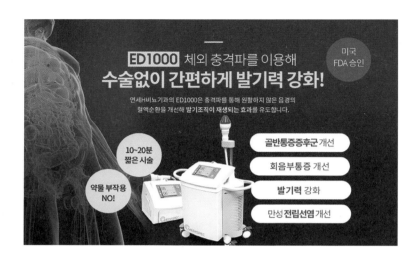

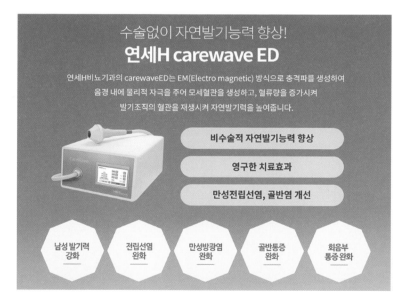

# 연세H
## " 프리미엄 비뇨기 충격파 레이저 "

비수술적 발기부전 치료, 통증 없이 영구한 치료효과

만성전립선염과 골반염 개선까지!

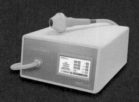

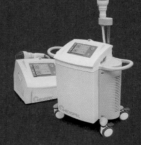

## carewave ED

· 발기력 강화
· 지구력향상
· 만성 전립선염 개선
· 회음부통증&골반통증 개선

## ED100

· 발기력 강화
· 시술시간 단축
· 회음부통증&골반통증개선
· 만성전립선염 개선
· 미국 FDA승인

# 남성 갱년기 치료

## 주사요법 : 예나스테론, 네비도

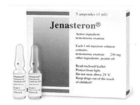 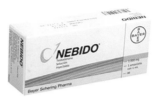

## 남성 갱년기의 주요 증상

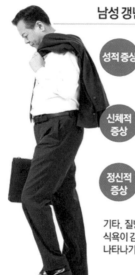

**성적 증상**
성욕 감퇴, 발기력 저하, 성적 쾌감 감소

**신체적 증상**
심한 피로감, 근력 저하, 골다공증, 복부 비만, 피부 노화

**정신적 증상**
우울, 불안, 초조, 무기력, 집중력 저하, 자신감 결여, 기억력 감퇴

기타, 질병으로부터 회복 기간이 길어지고 식욕이 감퇴하는 등 다양한 증상이 나타나기도 한다.

자료 : 남성과학 교과서

## 남성갱년기 증후군 자가진단 설문지

1. 성욕이 줄었습니까?
　예 ☐　아니오 ☐

2. 무기력합니까?
　예 ☐　아니오 ☐

3. 근력과 지구력이 감소했습니까?
　예 ☐　아니오 ☐

4. 키가 다소 줄었습니까?
　예 ☐　아니오 ☐

5. 삶의 의욕과 재미가 줄었습니까?
　예 ☐　아니오 ☐

6. 슬프거나 짜증이 많이 납니까?
　예 ☐　아니오 ☐

7. 발기력이 감소했습니까?
　예 ☐　아니오 ☐

8. 조금만 운동을 해도 쉽게 지칩니까?
　예 ☐　아니오 ☐

9. 저녁식사 후 졸음이 잦습니까?
　예 ☐　아니오 ☐

10. 업무 능력이 감소했습니까?
　예 ☐　아니오 ☐

▶1번 또는 7번이 "예" 이거나, 나머지 8개 항목 중 3개 이상 "예" 라면, 남성갱년기증후군이 의심됩니다.

## CHAPTER 9

# 주로 여성에게 생기는
# 비뇨기 질환 치료

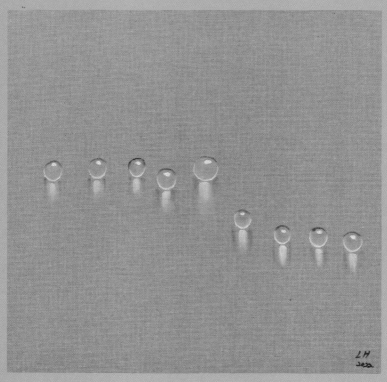

| 이호직 作

# 여성 질 윤활, 질 수축력 증가로
# 성감 증가 및 요실금 개선 효과 - 소노케어

여성은 나이가 들고 노화가 진행되면서 질 탄력이 감소하고, 질 건조증이 생기는 경우가 많다. 질 탄력 감소와 건조가 심해지면 성 감 저하는 물론이고 성교통, 질염, 만성 방광염, 골반염 같은 여성 질 환과 증상이 나타나게 된다. 부부관계를 할 때 통증을 느껴 관계를 피하게 되고, 만성 방광염 증상인 아랫배 통증과 소변볼 때 찌릿한 작열감, 소변을 자주 보는 빈뇨와 소변을 봐도 시원하지 않은 잔뇨 감, 야간에 소변 때문에 잠자다가 일어나는 야간뇨가 생기게 된다. 이런 방광염, 골반염 증상이 1년에 여러 번 생기는 만성화된 질병이 되어 일상생활에 지장을 받는 경우가 빈번해진다. 방광 입구와 질 아래쪽 골반을 지탱해 주는 근육의 힘과 탄력이 떨어지면 기침하거 나, 복부에 힘을 줄 때 소변이 새는 요실금 증상도 생길 수 있다.

소노케어는 1, 3, 10MHz 주파수의 의료용 초음파를 사용한 질타이트닝 장비이다. 질 내 탄력이 떨어진 것이 고민인 여성, 성관계 시 건조하고 통증이 많아 고민인 여성, 파트너와의 관계에서 조금 더 밀착감을 느끼고 싶은 여성, 기침하거나 복부에 힘을 줄 때 소변이 새는 요실금이 있는 여성, 폐경 후 질 건조 및 염증으로 골반통과 방광염이 빈번한 여성에게 질을 젊고 건강하게 만들고 불편한 증상을 개선해 준다.

질 속에 초음파 프루브를 삽입하여 10분에서 15분 정도 시술이 진행되며 상처를 내지 않기 때문에 부작용 염려가 없다. 마취가 필요 없고 통증이 없어 시술 후 바로 일상생활을 할 수 있다. 열 효과와 세포 자극을 통한 혈액 순환 증가로 시술 당일부터 증상 개선을 느낄 수 있고, 1주 단위로 5회 이상 지속적인 치료를 통해 질 점막에 수분 공급, 질 점막 볼륨 증가, 질 주름 향상, 골반 근육 강화와 같은 효과를 볼 수 있다.

소노케어의
효과

- 질 수축력 증가, 질 점막 볼륨 증가, 성감 증가
- 건강한 질 환경조성, 질 건조 개선, 성교통 개선
- 질염, 만성 방광염, 골반염 개선
- 요실금 증상 완화

# 연세H 요실금·질타이트닝레이저

마취없이 10분내외의 짧은 시술로 빠른 일상 복귀가 가능하며 느슨한 골반근육 자극으로
요실금 개선, 질내외부 보습과 탄력, 세균성 질염, 위축성 질염 등 염증관리 개선이 가능합니다.

☑ **요실금개선**　　☑ 골반통증, 성교통

☑ **성감**향상　　☑ **질타이트닝**

☑ **질건조증**　　☑ 외음부**탄력 및 미백**

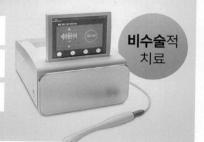

**비수술**적
치료

# 요실금, 질타이트닝

## 소노케어 (초음파 레이저) 1주1회 시술　　KFDA 승인, 최초 초음파레이저

| | |
|---|---|
| 소노케어 1회 | **20** |
| 소노케어 5회 (경한 요실금, 보통의 질타이트닝 원할 때, 연령 30대)　　: 시술시간 6~8분 | |
| | **50** |
| 소노케어 5회 (심한 요실금, 만족스러운 질타이트닝을 원할때, 연령 40대 이상) : 시술시간 12~16분 | |
| | **80** |

소노케어의 효과 : 요실금 증상 개선 , 외음부 미백, 탄력

　　　　　　　 폐경 후 질 건조 및 통증, 성교통, 질염, 골반통증, 방광염

　　　　　　　 질타이트닝 → 성감 향상, 부부 친밀도 향상

간편한 시술 : 시술시간 10분 내외,　 출혈X, 상처X, 통증 X

　　　　　　 바로 부부관계 가능,　 바로 일상생활 복귀

# 과민성 방광 -
# 방광 보톡스 주사치료

소변을 자주 보는 빈뇨가 심해 1시간마다 소변을 보거나 잠잘 때도 소변 때문에 여러 번 일어나는 증상이 있을 때, 소변을 참지 못하는 급박뇨가 심할 때, 이러한 증상이 어린 시절부터 오랜 기간 반복적으로 지속하였을 때 과민성 방광이라고 한다. 과민성 방광은 방광의 근육이 비정상적으로 수축해 소변이 조금만 차도 화장실을 가고 싶거나 화장실을 가고 싶은 욕구를 통제하지 못하는 경우이다.

대체로 세균감염을 동반하는 경우가 많아 항생제나 예민해진 방광을 무디게 만드는 약을 먹는 경우가 많지만 약 복용으로도 호전되지 않고 증상이 심한 경우, 약물 부작용으로 약을 지속해서 복용하기 어려운 경우, 빠른 치료를 원하는 경우 방광 보톡스 주사치료를 할 수 있다. 시술은 환자가 누운 상태에서 방광내시경으로 방광 내를 보면서 가느다란 바늘로 배뇨근에 직접 보톡스를 주사한다. 보통 시술은 국소마취로 시행되며 10~15분 정도 간단하게 진행된다.

방광 보톡스는 불필요한 방광 수축을 줄이는 역할을 한다. 방광이 저장할 수 있는 소변량이 증가하여 화장실 가는 횟수가 줄어든다. 소변이 새어 나오는 증상과 화장실을 급하게 가고 싶은 기분이 줄어든다. 빈뇨와 급박뇨가 줄어 환자의 자신감 향상 및 일상생활 회복에 도움을 준다.

방광에 주입된 보톡스는 시간이 지나면 효과가 점차 사라진다. 평균 6개월에서 8개월까지 효과가 지속되며 증상이 재발하면 8개월 이후 필요에 따라 일정 간격으로 반복적인 시술이 필요할 수 있다.

# 방광내 주사(방광 보톡스) 시술

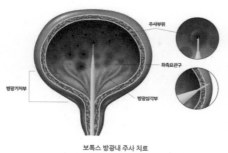

주사부위
좌측요관구
방광기저부
방광삼각부

보톡스 방광내 주사 치료

소변이 참기 어려운 급박뇨
1시간 간격으로 가는 빈뇨

약을 먹어도 호전없는

'과민성방광' 증상이 심할 때

방광보톡스 주사요법을 통해 큰 효과를 볼 수 있습니다.

# 간질성 방광염 – '블래드케어' 방광 내 약물주입치료

 

과거 반복적인 방광염이나, 요로감염으로 치료받은 병력이 있을 때, 아무리 항생제를 먹어도 재발하는 방광염 증상이 있을 때 간질성 방광염을 진단할 수 있다. 재발하는 배뇨통이나 골반통, 빈뇨나 절박뇨 등이 주된 증상이다.

환자는 '오래전부터 자주 재발하는 만성 방광염'으로 알고 있지만 단순하게 재발하는 방광염이 아니라 간질성 방광염인 경우가 많다. 간질성 방광염은 방광 벽 신축력이 떨어져 딱딱하게 섬유화되는 질환이다. 간질성 방광염의 원인은 명확하게 밝혀지지 않았다. 대체로 스트레스, 자가면역질환, 호르몬 이상, 바이러스나 세균에 의한 만성적인 감염, 방광 상피세포의 투과성 변화, 염증을 유발하는 면역세포의 방광 침윤 등이 원인으로 제시되고 있으며 이들 원인이 복합적으로 작용하는 것으로 받아들여지고 있다.

진단은 병력의 청취와 소변검사, 배뇨일지, 방광경 검사, 방광 조직검사, 요역동학검사 등을 통해 이루어지며, 방광내시경에서 특징적인 방광 벽 점상 출혈이 관찰되는 경우 진단이 가능하나 이 병변이 모든 환자에게서 관찰되지는 않는다. 방광에 소변이 차 팽창하게 되면 신축력이 떨어진 방광 벽에 상처와 염증이 잘 생기고 피가 나며 아랫배 통증이 온다. 방광용적도 작아지므로 빈뇨와 급박뇨가 생기게 된다.

간질성 방광염은 완전히 증상이 없어지기보다 호전과 악화를 반복하는 만성적인 경향을 보인다. 따라서 치료는 증상 개선을 목표로 육체적 피로와 정신적 스트레스의 꾸준한 관리가 필요하다.

비수술적 방법으로 증상을 완화해 주는 약물의 지속적인 복용과 함께 섬유화된 방광 벽을 정상화해 주는 방광 내 약물주입치료가 있다. '블래드케어', '이아루닐'로 불리는 방광 내 약물치료는 주사기로 요도를 통해 겔 타입의 약물을 주입하며 통증 없이 1분 이내로 시술이 끝난다. 들어간 약물이 방광 벽에 작용해 손상된 방광 점막의 회복을 돕는다. 대게 1주 간격으로 6~7회 정도 시술받으며 증상 재발에 따라 추가적인 시술을 하는 경우도 있다. '블래드케어', '이아루닐' 같은 방광 내 약물주입치료는 실손 보험 청구가 되기 때문에 실비 적용 시 부담 없는 비용으로 받을 수 있다.

수술적인 방법으로는 방광용적이 너무 작으면 방광을 물리적으로 넓히는 내시경적 방광수압확장술을 할 수 있고, 방광에 염증성 궤양이 심한 경우 궤양소작술이나 절제술을 할 수 있다.

만성 방광염으로 10년 이상 여러 병원을 전전하며 고생했던 환자들은 증상이 생기면 근처 동네 병원에 가서 자의적으로 항생제만 처방받아 복용하는 경우가 많다. 이러면 근본적인 치료는 되지 않고 항생제 내성만 생기고 증상이 점점 악화될 수 있다.

만성적인 방광염 증상이 있다면 우선 전문 클리닉에서 방광내시경을 통해 원인을 찾고 진단에 따른 정확한 약물복용이 필요하다. 대다수의 만성 방광염이 간질성 방광염인 경우가 많다. 검사를 통해 간질성 방광염으로 진단되면 방광 내 약물주입치료를 통해 증상 개선이 가능하다. 빈뇨, 급박뇨, 통증의 개선으로 삶의 질뿐만 아니라 우울했던 마음마저 좋아져서 밝은 모습으로 생활할수 있다.

# 방광염

방광염은 세균이 방광으로 침입하여 감염을 일으키거나 방광에 자극이 가해져 발생합니다.
남성의 요도 길이가 대략 15cm인 것에 비해 여성의 요도는 3cm으로 매우 짧기 때문에 방광염은 환자의 90%가 여성이며
전체 여성의 50% 정도가 일생동안 1회 이상의 감염을 경험할 정도로 흔한 질환입니다.

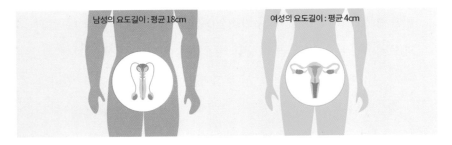

남성의 요도길이 : 평균 18cm    여성의 요도길이 : 평균 4cm

## 방광염의 증상

방광염은 대부분 세균의 감염으로 일어나며
방광의 단순히 **감염으로** 인한 방광 **염증은** 급성, **1년에 3회 이상 발생할 경우** 만성 방광염으로 구분합니다.

| 1 | 2 | 3 | 4 | 5 |
|---|---|---|---|---|
| 소변을 볼 때 화끈거림 | 소변을 자주봄 | 아랫배 통증 | 소변색이 붉음 | 악취나는 소변 |

## 방광염의 치료

방광염은 원인균을 정확하게 파악하는 것이 무엇보다 중요합니다. 또한 방치하면 질환이 악화되어
치료가 어려워지고 재발될 가능성이 높습니다. 연세H비뇨기과에서는 연성방광내시경을 통해
정밀한 진단과 비뇨기과 전문의의 정확한 진단을 통해 효과적인 전립선 비대증치료가 가능합니다.

| 단순방광염 | 복합성 및 재발성방광염 | |
|---|---|---|
| 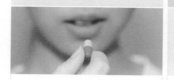 | 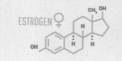 | 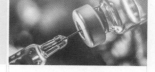 |
| **항생제치료** | **여성호르몬(에스트로겐) 보충** | **방광 내 약물주입** |
| 방광염의 원인균을 확인한 후 이에 맞는 항생제 치료를 진행합니다. 90% 정도는 항생제 치료 후 72시간 이내 증상이 호전됩니다. | 폐경기에 여성호르몬이 저하되면 질과 점막의 산성도가 낮아져 점막이 건조해지며 생식기 주변 점막이 얇아지고 위축되어 방어력이 떨어지게 됩니다. | 방광 내 약물주입을 통해 히알루론산, 황산콘드로이친, 염화칼슘을 보충해 보호 작용을 회복시켜 줍니다. |

# 방광내 약물 주입 '블래드케어'

## 간질성 방광염 치료법

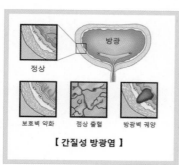

**【 간질성 방광염 】**

정상 / 보호벽 약화 / 점상 출혈 / 방광벽 궤양

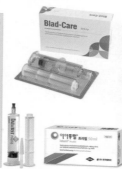

Blad-Care

방광의 자연적인 보호막인
GAG층을 복원

주입 시 통증이나 불편감을
거의 없음

부작용이 거의 없음

## CHAPTER 10

# 비뇨기 수술의
# 모든 것

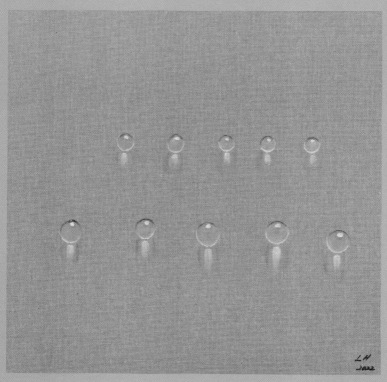

| 이호직 作

# 남성 수술 - 실리콘, 필러, 실, 대체진피, 지방이식, 배부신경차단

성생활은 우리 삶의 중요한 부분이며, 건강한 성생활은 신체적, 정서적, 사회적 웰빙에 긍정적인 영향을 준다. 특히 부부의 성, 부부간 성관계는 결혼 생활에서 중요한 요소 중 하나이다. 결혼하여 가정을 이루고 부부간에 여러 트러블이 생길 수 있는데 그 원인은 다양하다. 의사소통 부족, 갈등, 스트레스, 일상의 지루함 등도 하나의 원인으로서 이런 문제들의 공통점은 종종 성관계에 대한 불만족과 연관이 있다.

보통 남성들은 성생활에 있어서 상대방에게 만족감을 주고 싶어 하는 마음을 가지고 있다. 하지만 음경이 작고 발기가 오래 지속되지 않으면 성생활을 할 때마다 스트레스를 크게 느낄 수밖에 없다. 만족스럽지 못한 성관계는 부부간의 갈등으로 이어질 수 있다.

남성 수술은 남자들에게 있어서 부담스럽고 자존심이라고 여

겨질 수 있는 부분이기 때문에 적극적으로 노력하기보다 혼자서 고민하고 걱정하는 분들이 대다수이다. 병원 방문을 부끄럽고 민망하게 생각해서 자가 치료를 시도하는 경우가 많다. 검증되지 않은 재료를 음경확대를 위해 삽입하거나 성분 미상, 출처 불명의 발기부전약을 복용하여 오히려 건강상 문제를 유발하는 경우가 많아, 전문병원에 내원하여 안전하고 검증된 치료를 받는 것이 중요하다.

수술적인 방법으로 남성 기능을 강화하여 만족스러운 성생활 및 돈독한 부부관계를 만들 수 있다. 음경확대, 귀두확대, 길이 연장, 배부신경차단술을 통해 성 기능을 강화할 수 있다.

음경 왜소 콤플렉스를 가진 남성은 자신의 성기가 왜소하다는 생각을 계속하여 부부관계나 대인관계에 있어서 위축되게 된다. 실리콘 보형물이나 필러, 의료용 실, 자가지방이식, 진피 이식을 통한 적절한 음경확대를 통해 남성의 자신감 회복과 원활한 대인관계에 도움을 줄 수 있다.

실리콘 보형물은 '최고의 가성비'를 가진 30분 이내의 간편한 수술 및 짧은 회복 기간으로 부담 없이 받아볼 수 있는 확대술이다. KFDA 승인을 통해 안정성을 인증받은 다양한 크기와 모양의 의료용 보형물을 음경에 삽입한다. 0.5~1cm 정도의 작은 절개를 하고 실리콘 보형물을 넣고 봉합만 하면 되기 때문에 수술시간이 짧고, 상처가 작아 회복이 빠르고 부작용이 가장 적다. 크게 부담

되지 않는 합리적인 비용으로 영구적인 효과를 낼 수 있다. 나중에 보형물을 빼고 싶을 때, 5분 내외의 간단한 시술로 실리콘을 제거할 수 있는 가역적인 장점도 있다.

필러나 의료용 실 주입은 주사 시술을 통해 젤리 같은 필러, 의료용 실을 음경이나 귀두에 삽입하여 성기를 확대하는 방법이다. 칼로 피부를 절개하지 않고 주사기로 하는 시술이라 시술 시간이 5분 내외 소요되며 바로 일상생활 복귀가 가능하다. 젤리 같은 겔(Gel) 타입 물질과 두꺼운 실이 성기 볼륨을 증가시켜 준다. 들어간 필러와 실은 시간이 지나면 조직에 흡수되어 없어지기 때문에 일시적인 음경확대 효과가 생긴다. 수술이 아닌 간단한 시술로 성기 확대 효과를 볼 수 있다.

지방이식은 복부나 다리, 둔부처럼 불필요한 부위에서 지방을 주사기로 빼내어 볼륨감을 높이고자 하는 음경, 귀두에 주사기로 지방을 넣는 방식이다. 성기확대뿐 아니라 복부, 허벅지 지방 같은 불필요한 부위에 지방이 제거되는 부차적인 효과가 있다. 자가 지방을 사용하기 때문에 이물질 부작용이 없고 형태와 촉감이 자연스럽고 여러 차례 반복하여 시술받을 수 있다. 지방의 생착률은 30~70%로 편차가 크지만 한번 생착된 지방은 지속적인 확대 효과를 보인다. 주사기로 하는 시술이라 시술이 간단하고 흉터가 거의 없고 일상 회복이 빠르다.

진피 이식은 동종 진피, 대체 진피와 같은 인체 생체조직과 유사한 진피를 수술적으로 음경에 이식하여 음경을 확대한다. 포경수술 자리를 따라 절개하고 대체 진피를 삽입한 후 다시 봉합하게 된다. 음경 자체가 전반적으로 두꺼워져 자연스럽게 확대되는 효과가 생긴다. 남성확대 수술 중 비용이 가장 많이 들지만 자연스러운 확대와 영구한 효과가 장점이다.

배부신경차단술은 성기의 신경 감각이 유독 예민하여 사정이 빠른 조루가 있어 발기유지시간이 짧을 경우, 감각신경을 무디게 만들어 사정을 지연시켜 발기유지시간을 늘리는 수술이다. 약 1cm 정도 피부 절개를 하여 성감을 담당하는 예민한 감각신경인 음경배부신경 분지를 차단한다. 수술 후 통증이 심하지 않고 회복도 빨라 일상생활에 큰 지장이 없다. 발기가 오랫동안 유지되어 더욱 친밀한 부부간 성관계가 가능하도록 도와준다. 신경차단술 뿐만 아니라 남성확대에 사용하는 필러 주입도 발기유지시간을 늘려줄 수 있다. 성기 점막 아래 주사기를 사용하여 젤리 같은 필러를 주입하면 주입된 필러가 막을 형성하여 과민한 감각을 완화해 준다. 필러 주입을 통해 남성확대와 발기유지시간 증가라는 2가지 효과를 동시에 볼 수 있다.

# 남성 수술의 여러 종류

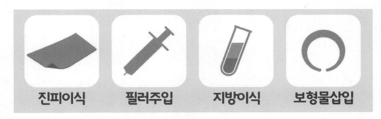

| 진피이식 | 필러주입 | 지방이식 | 보형물삽입 |

## 자가진단 테스트
### 나도 음경확대술이 필요한 것이 아닐까?
### 아래의 자가진단으로 자신의 상태를 체크해보세요

☑ 나의 성기는 왜소하다고 생각한다.

☑ 성관계 시 파트너가 만족하기보다는, 불만족 하는 경우가 많다.

☑ 성기가 안으로 짧아지는 경우가 있다.

☑ 사우나에서 자신감이 없는 경우가 있다.

☑ 최근에는 발기력이 약해진 것을 느낀다.

☑ 최근에는 정기적으로 성관계를 하지 않는다.

# 퀵 필러 남성수술

10분만에
자신감 UP

수술없이 자연스러운 확대가 가능한 필러를 사용해 짧은 시간에 만족스러운 결과를 만들 수 있습니다.
"빠르고 간편하게 점심시간을 이용하세요"

● 퀵 필러남성수술의 장점 ●

흉터
NO

10분만에
확대

회복기간
NO

원하는만큼
확대 가능

# 남성 시술,수술

## 남성 확대 시술

| | |
|---|---|
| 실리콘 더블 확대'링' 삽입 | 50 |
| 확대 필러 1cc + 스크류실 리프팅 (둘레확대+길이연장+조루개선) | 36 |
| 확대 필러 2cc + 스크류실 리프팅 (둘레확대+길이연장+조루개선) | 45 |
| 확대 필러 3cc + 스크류실 리프팅 (둘레확대+길이연장+조루개선) | 59 |

## 충격파 레이저 (ED1000) : 남성 발기력 강화, 만성전립선염

1주 3회 시술, 시술시간3~15분, 2주 후 효과 극대화, 출혈x, 상처x, 바로 성관계 가능   미국FDA승인

| | |
|---|---|
| 충격파 6회 (40대 이상, 발기력 저하 심할 때, 증상매우 심한 만성전립선염) | 120 |
| 충격파 6회 ( 40대 이상, 발기력 저하 심하지 않을 때, 증상 심한 만성 전립선염) | 90 |
| 충격파 6회 (30대, 어린시절 강한 청춘으로 돌아가고 싶을 때 , 경한 만성전립선염) | 60 |
| 충격파 6회 (20대, 더욱 강한 남성이 되고 싶을때, 급성전립선염) | 30 |

## 정관수술 "레이저"수술 장점 : 통증감소, 회복기간 단축, 정밀절제, 흉터최소

| | |
|---|---|
| 일반 정관수술 | 45 |
| "레이저" 정관수술 | 50 |

## 포경수술 "레이저"수술 장점 : 통증감소, 회복기간 단축, 정밀절제, 흉터최소

| | | |
|---|---|---|
| 일반 포경수술 | 45 | |
| "레이저" 포경수술 ( + 요철봉합(울퉁불퉁모양생성)) | 50 | (+10) |

# 레이저 포경수술 – 꼭 필요한 수술, 남성확대 동시에 가능

포경수술만큼 소문과 억측이 무성한 수술은 없을 것이다. 지금 이 순간에도 인터넷에 검색해 보면 "포경수술이 필요 없다, 요즘은 포경수술을 안 하는 추세다"라는 근거 없는 소문들이 많다.

미국 등 선진국에서는 포경수술이 경제적으로 여유 있는 가정의 아이들이 받는 통과의례 필수 수술로 알려져 있다. 우리나라와 달리 수술비가 부담될 정도로 아주 비싸지만, 위생적으로 꼭 받아야 하는 수술로 알려져 수요가 많다. 마치 한국에서 많은 여성이 명품가방을 선망하여 구매하고 사용하듯이, 수술비를 힘들게 마련하여 누구나 포경수술을 받고자 하는 사회 분위기가 있다. 하지만 한국에서는 출처 불명의 근거 없는 입소문과 억측으로 포경수술의 의학적 필요성을 부정하고, 포경수술 자체를 폄훼하기도 한다. 포경수술이 필요 없다는 의견 중 포경수술을 받으면 성감이 떨어진다거나, 발기가 안 된다고 주장한다. 하지만 포경수술과 성감, 발기력은 무관하므로 이런 주장은 의학적 터무니없고 아무 근거 없는 주장이다.

포경수술은 귀두를 싸고 있는 음경포피를 제거하는 수술이다. 음경포피가 귀두를 싸고 덮고 있으므로 그 사이에 소변 분비물과 속옷 찌꺼기가 들어가 세균이 증식하고, 냄새가 나며, 재발성 귀두포피염과 요로감염을 유발하는 경우가 많다. 아이들이 "고추 끝이 빨갛고 아파"라며 통증과 소변볼 때 불편감을 호소할 경우 귀두포피염이 생겼다고 볼 수 있다. 이러한 증상은 재발하는 경우가 많고 만성 요로감염의 원인이 되기 때문에 반드시 포경수술을 받아야 한다.

포경상태에서는 각종 분비물이나 병원균이 포피와 귀두 사이에 쌓이고 항상 축축한 상태가 되기 쉽다. 즉 포경상태는 다양한 병원균을 번식하는 온상이 되므로 특별히 개인위생관리에 신경 쓰지 않으면 사마귀, 매독, 에이즈 같은 성병이나 각종 요로감염이 잘 생기게 된다. 따라서 포경수술을 받지 않은 사람이 성병이나 요로감염에 걸릴 확률이 높다고 할 수 있다. 본인뿐 아니라 포경수술을 하지 않은 채 성관계를 하면 파트너인 배우자의 세균성 질염 발생이 늘어난다고 알려져 있다.

포경수술 받기 가장 좋은 시기는 주로 초등학교 5학년부터 중학교 2학년까지라고 할 수 있다. 주사를 찌르는 국소마취에 대한 협조가 가능하고, 음경이 커지는 2차 성징이 오기 전이 가장 적절한 시기이다. 수술에 협조할 수 있고 음경이 작아 수술시간이 짧고 피가 덜 나며 회복 기간이 짧기 때문이다. 귀두를 덮고 있는 불필요한 포피를 제거하고 녹는 실로 봉합하며 녹는 실은 수술 후 2달 정도 지나면 스스로 녹아 없어진다. 포피를 절제할 때 칼로 제거하는 전통적인 방식보다 최근에는 레이저로 시술할 수 있다. 레이저를 사용하면 정밀한 절제를 할 수 있고, 지혈 효과가 있으므로 수술시간이 단축되어 수술 시 통증이나 불편을 줄일 수 있다. 조직의 회복이 빠르고 멍이 덜 들어 일상생활로의 복귀 시간을 앞당길 수 있다. 따라서 최근에는 레이저를 사용하여 포경수술을 많이 하는 추세다.

포경수술 할 때 남성확대 수술을 동시에 할 수 있다. 우선 포경수술로 절제한 음경포피를 봉합할 때 특수한 봉합사와 테크닉을 이용하여 울퉁불퉁한 모양을 만들어 주는 요철 봉합을 할 수 있다. 울퉁불퉁한 모양이 성관계할 때 마찰력을 증가시켜 성감을 올리게 된다. 또 포경수술 할 때 실리콘 보형물이나 필러, 지방, 대체진피를 삽입한 후 봉합을 하면 음경이 커지는 효과를 동시에 얻을 수 있다.

# 포경수술 방법

| | |
|---|---|
| **매스수술**<br>(포경확대수술) | 절개 시 생겨나는 절단면의 조직손상이 적어서 절개라인이 깔끔하고 피부조직손상을 최소화하여 성기확대의 효과가 있습니다. 또한 절단면이 예리하고 조직손상이 적어서 잘 아물 수 있습니다. 국소마취로 30~40분 정도 소요되며, 수술 후 일상생활 하는데 별 지장을 주지 않으며 약 1주일 후에는 목욕이 가능합니다. 합병증으로는 출혈, 통증, 상처가 벌어지는 정도지만 경미한 것이며 전문의에게 수술을 받으면 합병증을 최소화 시킬 수 있습니다. |
| **레이저수술** | 국소마취로 30분 정도 소요되며 Gomco기구를 쓰지않고 Laser로 피부 표피만 얇게 처리한 살이 두툼하게 남는 특수 수술법을 이용하여 환자의 만족도를 높이고 있습니다. 환자가 원하는 경우 귀두포피의 피부를 최대한 얇게 제거한 후 남는 피하조직을 말아서 링처럼 넣어줍니다. 귀두포피가 많은 경우에는 음경확대술처럼 확대가 되는 경우도 있습니다. 조루수술을 같이 시행할 수 있으며 녹는 실을 쓰므로 실을 제거할 필요가 없습니다. 환자가 원하는 경우 성형외과적 봉합으로 실이 살 밖으로 드러나지 않고 샤워도 가능하게 시술을 합니다. |

# 포경수술이 필요한 이유

## 다양한 질환 예방효과

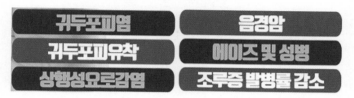

## 포경수술은 꼭 받아야 하는 *필수!!*

- ☑ 수술 적정 연령 : 초등학교 5학년 ~ 중학교 2학년
- ☑ 레이저 포경수술로 정밀하게
- ☑ 레이저로 통증 걱정 없이 간단하게
- ☑ 레이저로 수술시간 단축
- ☑ 레이저 포경수술 후 짧은 회복 기간

# 레이저 정관수술,
# 정관복원수술

정관수술은 정자의 이동 통로인 정관을 수술적으로 막아서 정액에 정자가 포함되지 않게 하여 불임을 만드는 수술이다. 베이비붐 시대에 아이가 너무 많아 인구를 줄이기 위해 정부에서 정책적으로 정관수술을 권장했었다. 확실한 효과를 위해 정관을 실로 묶거나 자르게 된다. 정관수술을 해도 아주 드물게 정액에서 정자가 관찰되는 때도 있으므로 수술 후 정액검사를 하여 불임 여부를 명확하게 확인해야 한다. 정관수술은 전신마취를 하지 않는 한 아무리 국소마취를 많이 하더라도 수술과정에서 약간의 통증과 불편감이 생길 수 있다. 정관을 몸 밖으로 노출하는 과정에서 정관을 수술 기구로 잡고 당기게 되는데 이때 뻐근한 불편감을 느끼게 된다. 따라서 통증과 불편감을 줄이기 위해 레이저를 이용하여 수술하면 출혈 감소로 수술시간이 단축되어 통증을 낮출 수 있다. 레이저 정관수술을 통해 피부 흉터를 줄이고 수술시간 단축과 통증 감소 및 일상으로의 복귀를 빨리할 수 있다.

오래전 정관수술을 받은 사람이 사별, 이혼, 재혼 등 개인 생활의 변화로 아기를 갖고자 할 때 정관을 이어주는 수술을 정관복원술이라고 한다. 정관복원술을 할 때 주의할 점은 정관수술 후 경과 시간이 길어질수록 복원술을 하더라도 임신 성공확률이 낮아진다는 점이다. 대체로 5년을 기준으로 정관수술 한 지 5년 이내에 복원술을 하면 임신할 확률이 50% 이상이고, 5년 이후에 하면 50% 이하로 떨어진다고 알려져 있다. 정관수술 후 오랜 시간이 지나면 정관의 협착, 정자를 만드는 고환-부고환의 기능 저하, 항정자 항체의 생성 등에 의해 영구 불임이 되는 것으로 알려져 있다.

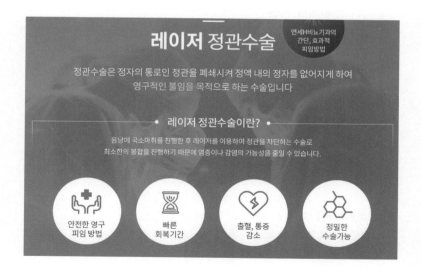

# 연세 $\mathscr{H}$ 의원

<수상>
**2018년, 동아일보 주최,**
　　대한민국 고객만족 브랜드 대상 의료부분 (필러, 실리프팅) 수상
**2018년, 한경Business 주최,**
　　고객이 신뢰하는 브랜드 대상 의료부분 (기미, 여드름치료) 수상
**2018년, 경인일보 주최,**
　　경인 히트상품 금상 의료서비스부분 (탈모 치료) 수상
**2019년, 시사투데이 주최,**
　　대한민국 사회공헌 대상 (피부과,비뇨기과 질환치료) 수상
**2019년, 경인일보 주최,**
　　경인 히트상품 의료부분 (눈밑지방재배치, 상안검거상술) 수상
**2021년, 경인일보 주최,**
　　경인 히트상품 의료부분 (전립선비대증 치료) 수상
**2022년, 경인일보 주최,**
　　경인 히트상품 의료부분 (기미, 여드름 치료) 수상

<방송 출연>
**2024년, 유튜브HI-Doctor. 방송** "전립선 리줌 시술 " 출연
**2023년, 유튜브HI-Doctor. 방송** "지방종,표피낭종,피지낭종 수술 " 출연
**2022년, 유튜브HI-Doctor. 방송** "성형수술 - 상안검거상술 " 출연
**2021년, TV조선 '기적의 인생' 방송** "피부회춘법" 출연
**2020년, 유튜브HI-Doctor. 방송** 다크서클 치료 "눈밑지방재배치" 출연
　　　　　　　　　　전립선 치료 "전립선수술(유로리프트)" 출연
　　　　　　　　　　다이어트 "지방분해주사, 비만레이저" 출연
**2020년, MBN '소나무' 방송** "지방종" 치료편 출연
**2020년, MBC '생방송오늘아침' 방송** "피부흉터레이저치료" 치료편 출연
**2018년, MTN 머니투데이 방송**
　　'신영일의 비즈정보 플러스-난치성 기미,여드름치료' 방송 출연

<신문 기고 칼럼>

**2019년, 경인일보 Health "피부병 신문칼럼" 기고 중,**

**2018년, 이투데이 뉴스**

　　<재발하는 기미,여드름,발톱무좀 레이저치료로 개선>기사

**2017년, 문화뉴스**

　　<다가올 여름을 위한 여성관리,기미,주근깨,색소침착 등 피부트러블>기사

**브릿지 경제**

　　<피부관리,기미,주근깨, 여드름, 반영구화장은 전문의료진에게>기사

**라포르시안**

　　<전립선비대증 성기능 장애유발, 원인파악과 치료가 중요>기사

성형외과·피부과·비뇨의학과
# 트렌드

초판 1쇄 발행  2024. 9. 6.

**지은이**  황종호
**펴낸이**  김병호
**펴낸곳**  주식회사 바른북스

**편집진행**  김재영
**디자인**  양헌경

**등록**  2019년 4월 3일 제2019-000040호
**주소**  서울시 성동구 연무장5길 9-16, 301호 (성수동2가, 블루스톤타워)
**대표전화**  070-7857-9719 | **경영지원**  02-3409-9719 | **팩스**  070-7610-9820

•바른북스는 여러분의 다양한 아이디어와 원고 투고를 설레는 마음으로 기다리고 있습니다.

**이메일**  barunbooks21@naver.com | **원고투고**  barunbooks21@naver.com
**홈페이지**  www.barunbooks.com | **공식 블로그**  blog.naver.com/barunbooks7
**공식 포스트**  post.naver.com/barunbooks7 | **페이스북**  facebook.com/barunbooks7

ⓒ 황종호, 2024
**ISBN** 979-11-7263-119-2 03510